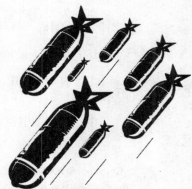

血糖失控
百病生

美国《预防》杂志编辑部 编

那洪伟　胡鸿阳　李英涛　译

U0376329

吉林科学技术出版社

图书在版编目（CIP）数据

血糖失控百病生 / 美国《预防》杂志编辑部编；那洪伟，胡鸿阳，李英涛译． — 长春：吉林科学技术出版社，2014.11
ISBN 978-7-5384-8490-8

Ⅰ．①血… Ⅱ．①美… ②那… ③胡… ④李… Ⅲ．①糖尿病—防治 Ⅳ．① R587.1

中国版本图书馆 CIP 数据核字（2014）第 263954 号

血糖失控百病生
Xuetang Shikong Baibingsheng

编	美国《预防》杂志编辑部
译	那洪伟 胡鸿阳 李英涛
翻译助理	王志国 盛 辉
出 版 人	李 梁
策划责任编辑	隋云平
执行责任编辑	王 红
封面设计	长春市一行平面设计有限公司
制 版	长春市一行平面设计有限公司
开 本	720mm×990mm 1/16
字 数	330千字
印 张	21
印 数	1—7000册
版 次	2015年5月第1版
印 次	2015年5月第1次印刷

··

出 版	吉林科学技术出版社
发 行	吉林科学技术出版社
地 址	长春市人民大街4646号
邮 编	130021
发行部电话/传真	0431-85635177 85651759
	85651628 85635176
储运部电话	0431-84612872
编辑部电话	0431-85659498
网 址	www.jlstp.net
印 刷	长春第二新华印刷有限责任公司

··

书 号	ISBN 978-7-5384-8490-8
定 价	35.00元

前　言

　　如果有一个非常简单的东西能让你在几小时之内精力充沛，在一天之内能让你暴躁的脾气和疲劳感得到舒缓，能让你最终摆脱多余的脂肪，能出人意料地降低你生命中遭遇心脏病、脑卒中（中风）、阿尔茨海默病等疾病的风险，你也许会说这是根本不可能的，除非有奇迹发生，或者传说中的灵丹妙药真的存在。

　　然而，让我们兴奋的是，这种"奇妙的东西"却真的存在。在不需要出现奇迹或者服用"灵丹妙药"的情况下，这种"奇妙的东西"仍然可以帮助改变我们的人生。我们所要做的全部就是要努力"控制我们的血糖"。

　　在现实生活中，不仅仅是糖尿病患者需要严格控制自己的血糖，而是无论男女老少，只要我们想生活得健康、强壮、快乐，那么我们所要做的就是控制我们的血糖。幸运的是，由《预防》杂志编辑部编写的《血糖失控百病生》可以帮助我们做到这一点。该书推荐的办法不但可以有效控制我们的血糖，同时整个过程又让你觉得美味，有趣，吸引人。

　　本书将为以下人群提供很好的帮助：

　　1. 每天下午3:00的时候，当你感觉萎靡不振，你通常选择吃东西，喝甜饮料来提高精力。然而你会发现，在你吃过，喝过之后，在下午4:45的时候，你会更加昏昏沉沉，甚至感觉更加疲劳。

　　2. 你想减肥的举动最终以你不能控制贪吃的欲望，在夜里偷吃冰箱里面的东西而宣告结束。

　　3. 你采取一切努力来降低自己患心脏病、脑卒中（中风）和阿尔茨海默病的风险概率。

4. 你是一名有过生育问题或者有妊娠期糖尿病病史的女性。

5. 如果你的体重、血糖、胆固醇（或者甘油三酯）同时都有那么一点点偏高，那你必须要注意了。因为这三者如果同时偏高，那对于你来说是非常致命的。这一点往往会被你的家庭医生所忽视。

6. 你正在寻找一个能同时平衡饮食中蛋白质、脂肪和碳水化合物的合理饮食方案。这样的饮食方案既可以让你保持健康，同时又可以让你享受你所喜欢的美食，甚至可以让你在大吃特吃的时候也不会有罪恶感。

在这本书里，你将发现跟血糖、胰岛素抵抗、糖尿病和与之相关的一些情况的比较前沿的医学研究。从事医学研究的专家们发现当我们的血糖到达大多数医生认为危险的程度时，你遭遇心脏病和脑卒中（中风）的概率可能要比正常人高出很多倍。甚至新的数据表明了血糖紊乱和其带来的一些其他情况（例如胰岛素抵抗）会导致我们心脏功能受到损害，甚至有的时候还可能致癌。

在这本书里，你也将会找到一个令你满意的饮食计划。这个饮食计划是以低血糖指数食物为基础的，同时配以适合你健康情况的体育运动和时间表，以及帮助你舒缓压力的办法来达到血糖控制目的。大胆的试一下吧！通过这个饮食计划，你可以减肥，确保你身体健康，同时让你能精力充沛地度过繁忙的每一天。

本书推荐的内容旨在为健康生活提供参考，而不能把它看成是治疗疾病的灵丹妙药。当遇到健康问题的时候，可以把本书里的内容作为做出正确决定的一个参考依据。如果您怀疑自身患有某种疾病，还是建议立即到医院就诊，以便尽早确定病情。

本书提及的特定公司、组织、机构并不意味着是被本出版者认可；同样，本书中提及的观点和内容也不意味着得到了这些特定公司、组织、机构的认可。

第一部分
为什么我们的血糖经常有麻烦

第二部分
血糖平衡的好处

第三部分
饮食计划

第四部分
血糖健康方法之健身

糖

**第五部分
缓解压力，控制血糖**

糖

第六部分
全部结合在一起——生活方式的大改变

糖

第七部分
特殊血糖类疾病的解决办法

糖

第一部分

为什么我们的血糖
经常有麻烦

第一章

"甜蜜"危机

想象一下：把一袋5磅（约2.3千克）重的糖一下子全部倒入你的嘴里，你会有什么感觉？你会觉得这很荒谬是吗？其实你错了。新的调查显示，这个数字（5磅重的糖）是美国每个成年男性、成年女性、孩子每日吃糖的总量。当然，我们吃的这些糖并不都是直接从糖罐中获得的，也就是说，这些糖并非都是以我们所说的"糖"的形式直接吃到嘴里的。超过50种甜味剂几乎存在于所有的加工食物当中，例如早餐的油炸甜甜圈、午餐的烤豆子、水果味的酸奶、汉堡上的番茄酱，在这些食物中，你都能找到甜味剂的身影。

自20世纪90年代初以来，美国人饮食里糖的含量在成倍增加，现在已经超过2 100倍。糖的大量增加不但提高了食物的热量，同时也破坏了食物的营养成分。研究者们发现，食物中甜味剂用量的增加与体重超重、血糖问题增加并不是巧合。我们吃的食物中含有的甜味剂量越多，人们体重超重和血糖问题（包括胰岛素抵抗、代谢综合征、糖尿病前期、2型糖尿病，甚至妊娠糖尿病）出现的概率就越高。

可以说，我们对糖又爱又恨。我们的身体需要稳定的血糖供应，因为血糖保持一定的水平才能维持体内各器官和组织的需要。血糖对于我们的身体健康起着至关重要的作用。例如，我们的大脑基本是依靠血糖来维持工作的；肌肉可以从脂肪中获取一部分能量，但肌肉更喜欢让血糖（葡萄糖）提供动力，以保证人体的充分活力；在母亲子宫里，婴儿也是依靠母体提供的血糖而存活的。

食物中的碳水化合物几乎是所有血糖的来源，但是现在我们食用的食物中的碳水化合物已经跟以前大不相同了。提炼过的碳水化合物（例如白面包、蛋糕、快餐食品）可以让血糖飙升到非常危险的水平。越来越多的证据显示，食物中高含量的果葡糖浆（HFCS，这是一种普遍存在于美国食物中的甜味剂）与美国两大流行病——肥胖和糖尿病有直接关系。果葡糖浆有什么作用？这种甜味剂似乎可以蒙蔽我们身体的"我饱了"机制。通过一个对93 000名妇女的调查研究，哈佛大学公共卫生研究人员最近得出了食用果葡糖浆会直接引起体重增加10磅（约4.5千克）的可能及糖尿病患病率增加83%的风险的结论。

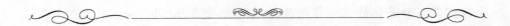

专题 风险检测：医生，我的血糖怎么样

我们建议你立即打电话跟你的医生预约进行空腹血糖检测。这项检测是在诊室中做得最简单的检测之一（血糖检测是大多数保险合同当中所要求的）。在美国，有太多的人患有未被确诊的2型糖尿病，也有很多的人并未意识到自己已经处于糖尿病前期。这两种病都是由于我们没有控制好血糖而导致的。失衡的血糖会让严重的、威胁生命的并发症进一步恶化。因此，我们必须熟知下面的内容：

2型糖尿病高危因素

1	2型糖尿病家族病史
2	体重超重
3	怀孕期间有过糖尿病史（即患有妊娠糖尿病），或者新生婴儿的体重≥9磅（约4千克）
4	高密度脂蛋白胆固醇值偏低（女性＜50，男性＜40），胆固醇总量＞200，或者甘油三酯＞150
5	高血压（血压＞17/11千帕）
6	年龄在45岁以上
7	不爱运动
8	如果你是亚洲人、美国黑人、拉丁美洲人、美国印第安人，或者居住在太平洋群岛上

为自己选择最好的检测

本书为大多数人推荐一种空腹检验血糖的方法。做这种检测前，首先要求你空腹8～12小时，然后去你的医生那儿或某个实验室抽血。如果你的检验结果≤99毫克/分升（mg/dl），那么你的血糖就是正常的；如果你的血糖值检验结果为100～125毫克/分升（mg/dl），那么你就处于糖尿病前期；如果你的血糖值检验结果＞125毫克/分升（mg/dl），那么你就是一名糖尿病早期患者。为了谨慎起见，这个时候你的医生会另选时间，重新对你的血糖进行检测，避免最终发展成为2型糖尿病。

如果你是一名正经历着不孕或者流产痛苦的妇女，或者比较担心是否处于糖尿病前期，尽管你已经做了常规的空腹检测，但你的医生还会给你进行口服葡萄糖耐量测试。做这个测试前，同样首先要求你空腹，然后喝下含有75克葡萄糖的液体（孕妇的剂量应该为100克）。在你喝之前，先采一次血样。加上随后的采集，总计采集血样4次。在2个小时之后，如果检查结果为140～199毫克/分升（mg/dl），那就意味着你处于糖尿病前期。如果检查结果≥200毫克/分升（mg/dl），那就意味着你已经患上了糖尿病。如果检查结果同时具有以下任何两种情况，就意味着你已经患有妊娠糖尿病：

1	空腹血糖值＞95毫克/分升（mg/dl）
2	在喝完含糖饮料1个小时之后，血糖值为180毫克/分升（mg/dl）
3	在喝完含糖饮料2个小时之后，血糖值为155毫克/分升（mg/dl）
4	在喝完含糖饮料3个小时之后，血糖值为140毫克/分升（mg/dl）

如果你检查的时候不是空腹，或者在跟你的医生预约的时间不能去做空腹血糖检查的时候，你的医生可能会采用随机血糖检测的方法。这种非空腹血糖检测的数值是最不准确的。因为这种检测很难检验出最微小的血糖值上升情况，最终导致那些担忧自己是否处于糖尿病前期的人做出错误的选择。在这种测试中，如果你的血糖值≤140毫克/分升（mg/dl），意味着你的血糖是正常的。如果检测血糖值结果≥200毫克/分升（mg/dl），就意味着你已经患有糖尿病了。如果你倾向这种检测，你一定要再做一次空腹测试，以便确定两次检验的结果是一致的。

早上进行检测

与下午进行检测相比，在上午进行检测的结果会更准确地反映你的血糖值的真实情况。来自于糖尿病、消化与肾病国家研究所的科学家们通过研究128 000人的空腹血糖检测结果，共同给出了下述结论。通过实验发现，如果人们在下午进行空腹血糖检测，那么仅仅有一半的人被认为可能患有糖尿病。但这些人的上午空腹血糖检测结果却清晰地显示出他们的血糖非常高，也就是说，这些人实际上是名副其实的糖尿病患者，而不是可能患有糖尿病。

再次检验

如果你的血糖正常，你的医生可能会建议你在1~3年内再次进行复查。然而，如果你已经处于患有糖尿病的危险当中，你的医生会要求你每年都要进行复查。因为生活方式的改变可以很好地控制你的血糖，因此每年复查可以让医生准确并尽早地掌握你血糖变化情况。如果你处于糖尿病前期或者已经患上糖尿病，那么你一定要按照本书中第二十一、二十二章里的要求去记录血糖变化情况，以降低你的血糖，使你的血糖恢复到平稳状态。

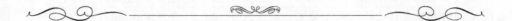

除此之外，人类进入21世纪之后，还有一些因素也导致了人们出现体重增加和血糖紊乱的现象。例如过度饮食、高脂肪食物、运动量减少，这些因素已经让我们处于无时无刻不面对血糖问题的危机当中。现在有超过一半的美国人有胰岛素抵抗。胰岛素抵抗是糖尿病前期症状之一，是一种比较严重的疾病，同时也是血糖控制系统出现问题的早期症状，一般在血糖检测中很难被发现。有4 100万人处于糖尿病前期（症状是血糖值比正常的血糖值高），有2 100万人患有2型糖尿病及并发症。同时，从1994年以来，患有2型糖尿病的儿童和青少年的数量已经增加了6~10倍。这足以证明小儿肥胖症已经成为了当下的流行病。

结论：血糖问题可以导致你精力下降、减肥困难或者是减肥失败，同时让你处于患上各种严重的、破坏身体健康疾病的危险之中。这些疾病包括心脏病、脑卒中（中风）、阿尔茨海默病、癌症、不孕、失明、肾功能衰竭、截肢、性障碍。当一个人患有这些疾病的时候，那他吃什么都不甜了。

人体的构造没有变化，我们的生活方式却转变为"快餐式"

美国肯塔基州的路易斯维尔大学健康促进与治疗中心主任布莱恩特·斯坦福德博士说："我们人类的身体构造跟4 000年前没有区别，但我们吃的东西和运动习惯与4 000年前相比，却发生了翻天覆地的变化。""为了获得同等数量的能量，我们的祖先需要用一整天的时间去打猎和寻找食物。但我们现在只需要一个电话就能让我们需要的食物送到家门口。我们现在就是吃得太多、运动太少了。"

本书会帮助你的身体重新回归到正常状态，即帮你了解身体真正的需求，保持身体血糖平衡，实现身体内部的和谐。本书为你提供一种简单、美味、无毒害的方法，帮助你保护你的血糖控制系统，把你的血糖控制在正常标准，同时抑制你直线上升的胰岛素（血糖控制的关键因素）。这样你的血糖不会再像过山车那样忽高忽低。因为忽高忽低的血糖可以导致你体重增加，容易疲劳，喜怒无常，易冲动。你应该学会保护自己，使自己避免遭受高胰岛素和高血糖给身体带来的严重而有破坏性的损害。如果你做到了，你就会觉得自己更精力充沛。

本书是以干净、合理的碳水化合物饮食计划为基础。该项饮食计划是由顶级营养专家和《预防》杂志联合推荐的。计划中的全部食物由全谷物、新鲜的水果和蔬菜，优质的脂肪，合理的分量搭配而成。这样不会让你饿肚子减肥。甚至你还可以继续吃得下意大利面、奶酪，甚至是巧克力。本书还为你提供个性化的日常体育活动项目和时间表。这些都让你有一种在通过做高质量温泉疗养，以达到缓解你的压力，帮助你提高睡眠质量的效果一样。研究显示，本书推荐的每一种要素都能帮助你控制血糖。如果你能做到本书里推荐的所有项目，那么在现在和未来的日子里，它势必会成为给你带来巨大好处的伟大的计划。

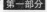

血糖平衡的七大好处

第二章的测验可以帮助你了解你身体现在所处的状况。但首先我们还是先了解一下降低血糖和平衡血糖给你带来的巨大好处。

1. 血糖平衡可以让你贪吃欲望消失，减肥轻而易举

合理调整血糖和胰岛素水平有助于降低人们贪吃的欲望。这种欲望往往会导致你在下午3点钟左右的时候有想吃甜点，或者让你在看电视娱乐节目和动画片的时候手里总是拿着大把薯条的习惯。

塔夫斯大学的一项调查发现，降低血糖和胰岛素可以帮助那些高胰岛素的胖人们减掉更多肉（也许是因为血糖与胰岛素降低过程中，脂肪细胞释放出储存的脂肪，并使这些脂肪能最终全部被燃烧）。关于这项调查研究的更多的细节，你可以参看本书的第十三章。

2. 血糖平衡可以减少你的能量消耗，让你永远保持精力充沛

你所吃的东西不但影响你的体重，同样也影响着你的能量值。如果一个人吃了含有过多的高升糖指数类的碳水化合物食物，例如白面包、甜的小吃和含糖饮料，那么你的血液里流动着大量的糖的成分，这势必会导致你身体内胰岛素大量增加，血糖逐渐减少。其结果就是：低血糖。低血糖会让你有很强烈的疲劳感。如果你想让自己一直保持头脑清醒，并且时时刻刻精力充沛，那么你首先要做的就是改变你的饮食习惯。你必须多吃可以给你身体提供更高质量的"燃料"，例如纤维丰富的水果、蔬菜和健康的脂肪类食物等。

8

3. 血糖平衡可以提高女性生育能力

专家们现在很明确指出，多囊卵巢综合征（英文简称PCOS，导致女性不能生育的一种主要病因）多是由于血糖控制系统出现了严重问题和胰岛素偏高两个因素导致的。血糖控制系统出现问题往往会伴随胰岛素抵抗的出现（胰岛素抵抗是指细胞忽视胰岛素发出关于吸收血糖的指令）。研究也证明了多囊卵巢综合征在有或者没有卵巢囊肿的情况都能发生。高胰岛素导致女性的卵巢分泌出男性激素。这些男性激素会使排卵紊乱，对女性的皮肤和头发造成严重损害，让女性很难减掉腰间的赘肉，增加了女性患糖尿病、心脏病和某些癌症的风险。保持你的血糖稳定，提高对自己胰岛素变化的敏感度能够帮助你的血糖恢复到平衡状态。

4. 血糖平衡可以让孕妇孕期更安全，婴儿更健康

通过健康的饮食和规律的体育运动可以帮助你平衡血糖。血糖平衡能帮助你避免患有孕期糖尿病，因此也降低了在将来出现2型糖尿病晚期的情况。平衡的血糖也可以保护婴儿在分娩过程中不被伤害，也可以让婴儿在出生之后避免患有血糖类疾病。在怀孕前就按本书推荐的计划来做，你就可以避免上述情况的发生。

5. 血糖平衡可以让你孩子的体重更标准，身体更健康

在美国，从1980年至今，肥胖儿童数量增加了2倍，2型糖尿病的患病率也呈现激增的态势。不爱运动，吃快餐食品和吃高糖、高脂肪的食物是导致上述问题的三大主要因素。本书所推荐的饮食计划与家庭日常饮食紧密相关。在第二十五章，将

告诉我们如何将更多的体育运动融入到孩子生活的每一天中，以便让孩子们避免超重和出现患有血糖类疾病的现象。

6. 血糖平衡可以减少身体健康受到损害的概率

血糖和胰岛素偏高能够完全破坏你身体里的每一个细胞和每一个器官，更为严重的是提高了你患有心脏病、脑卒中（中风）、高血压、2型糖尿病、癌症、失明、肾功能衰竭、截肢等疾病的概率。使用本书中所推荐的生活方式策略能够帮助我们控制血糖，进而可以降低上述致死疾病及其并发症的发生概率。

7. 血糖平衡可以让你拥有更好的记忆力

不能很好保持血糖平衡的人，其记忆力更容易出现问题，甚至这样人的脑区更容易出现萎缩现象。萎缩的脑区将会严重影响到我们大脑的记忆功能。

然而本书所推荐的健康的生活方式能帮助你避免大脑由于年龄的增加而出现记忆力减退问题，同时也许能帮助你避免出现阿尔茨海默病。

┤第二章├

血糖病小检测：
你的健康现在有什么危险

患有高血糖或者由于血糖控制出现问题，会导致身体出现这样那样的问题，所以患者的生活就像家里闹了白蚁一样痛苦。在还没有注意到危险来临之前，你的身体已经被损害得很严重了，但如果能够及时发现，大多数高血糖是可以恢复到正常值的，给我们身体带来的损害也可以避免。

然而，我们不可能总是有机会阻止高血糖的出现，但可以用很多方法来降低发生高血糖的概率。

如果血糖已经高出正常值，或者已经出现糖尿病前期症状——代谢综合征，我们可以通过采取一些措施来降低血糖病给身体带来的严重后果，有时甚至是致命的，包括可以降低我们患有晚期糖尿病、心脏病、脑卒中（中风）、不孕不育、失明、肾功能衰竭、截肢，甚至是阿尔茨海默病和癌症的概率。

波士顿的马萨诸塞州中心医院糖尿病中心主任，同时也是国家健康研究所糖尿病预防项目（英文缩写为DPP）负责人的大卫·M·南森博士说："调查显示，毫无疑问，很多与血糖有关的疾病是可以通过改变饮食习惯和运动习惯等生活方式得到控制的。"这个项目证明了，即使是很小的生活方式的转变，也能给我们的身体健康带来巨大的作用。糖尿病预防项目被认为是具有里程碑意义的一项研究。这个项目共邀请3234名高血糖患者作为研究对象，主要是想了解人们的饮食和运动习惯、药物治疗或安慰剂对血糖控制的作用。调查中发现，那些仅仅减掉7%的体重、每周能坚持几天半个小时体育运动的人，高血糖发展成为糖尿病的概率降低了58%。这数字是很令人震惊的。研究中通过对比发现，通过服药来控制自己血糖的人，高血糖发展成为糖尿病的概率仅仅降低了31%。

接下来让我们做一个测试。通过这个测试，你可以了解目前的生活方式是有助于保持血糖平衡，还是增加了患有与血糖有关疾病的风险。当你做完这个测试之后，请认真阅读每个问题给出的正确答案的解释。这些解释将帮助你解决你的血糖问题，使你拥有正常的血糖、更苗条的身材和更健康的未来。

测试：

1. 早餐通常吃的食物是（　　）

a．高纤维全谷物麦片或燕麦片，新鲜水果，脱脂牛奶

b．摊鸡蛋，奶油吐司　　c．油酥点心，一杯咖啡

2. 经常看电视的时长为（　　）

a．每日1小时　b．每日2小时　c．每日2小时以上

3. 最长饮用的牛奶是（   ）

a．脱脂牛奶　b．含有2%脂肪的牛奶　c．全脂牛奶

4. 上3楼的方法是（   ）

a．走楼梯，并且上3楼根本不费劲

b．走楼梯，但有点气喘吁吁　c．坐电梯

5. 每周花费在让你大汗淋漓的体育运动上的时间是（例如徒步或者剧烈运动）（   ）

a．每周至少2.5小时　b．每周大约1.5小时　c．每周经常是0分钟

6. 做烤面包或者三明治用的材料是（   ）

a．全谷物面包或者多麦面包　b．黑面包　c．白面包

7. 炒菜时使用（   ）

a．橄榄油　b．植物油　c．黄油

8. 进行举重或者其他类型的抗阻训练的时间为（   ）

a．每周至少2次　b．每周少于2次

c．从来不开展这方面的任何锻炼

9. 下面哪一个能很好地描述你控制压力的能力（   ）

a．尽管有压力，但大多数时候能保持冷静，并且确保工作富有成效

b．偶尔不能保持冷静

c．只要有一点儿事不能按预期计划进行，就会很紧张、焦虑

10. 吃豆类食物的频率为（   ）

a．频繁地吃，每周至少5次　b．经常性地吃，每周1～2次

c．几乎不吃

11. 你抽烟吗（ ）

a. 不　b. 每日几根　c. 每日10根以上

12. 每日吃饭（包括零食）的次数以及每顿饭的量是（ ）

a. 每日3顿适量正餐，几次少量零食

b. 每日丰富的三餐　c. 每日只吃一餐或者两餐，分量比较大。

13. 常喝的酒是（ ）

a. 不喝酒　b. 白酒　c. 混合鸡尾酒或者啤酒

14. 每个晚上睡觉的时长为（ ）

a. 7.5小时或者更多　b. 在6～7.5小时之间　c. 不足6小时

15. 过去1年空腹血糖检测的结果为（ ）

a. ＜100毫克/分升（mg/dl）　b. 100～125毫克/分升（mg/dl）

c. ≥126毫克/分升（mg/dl）

16. 你的胆固醇、甘油三酯、血压值为（ ）

a. 健康值

b. 有一点不正常——血压略高于正常值（17/11千帕），甘油三酯比正常值150略高，高密度脂蛋白质对于女性来说＜50毫克/分升（mg/dl），对于男性来说＜40毫克/分升（mg/dl）

c. 处于非常危险的状态——医生已经告诉我胆固醇总量超过200毫克/分升，低密度脂蛋白超过130毫克/分升（对于糖尿病患者或者心脏病人超过100毫克/分升），高密度脂蛋白＜50毫克/分升（女性）或＜40毫克/分升（男性），血压＞正常值（17/11千帕）

17. 你的腰围是（ ）

a. 女性＜35英寸（90厘米），或男性＜40英寸（101.6厘米）

b. 女性≥35英寸（90厘米）　c. 男性≥40英寸（101.6厘米）

注：每个a选项为3分，每个b选项为2分，每个c选项为1分。

结果：

41～45分：非常标准。你在确保血糖正常的过程中，做了非常了不起的努力。

36～40分：很不错！你只需要进行小小的改变，尤其是你体重超重或者有其他能导致高血糖的危险因素存在的时候。

31～35分：要警惕了！这个分值让你处于危险的边缘，特别是你已具备了任何一个能导致高血糖出现的因素。

30分或者30分以下：你需要立即去看医生。他会给你的血糖做全面检查，同时会建议你改变你的生活方式，以确保血糖值恢复正常。

你应该怎么做呢

上面每个问题的最佳答案都应该是"a"。原因如下：

1. 纤维丰富的食物

糖分的作用主要是为身体里的每个细胞提供"燃料"。调查显示，高纤维食物，尤其是燕麦中的可溶性纤维，能减缓进餐后摄入的葡萄糖进入血液，这样就可以起到控制血糖的作用。如果你想了解更多膳食纤维的内容，以及如何让它更好地与我们的生活相结合的建议，可以参看本书的第八章和第九章。

2. 适当的运动

适当的运动可以保持细胞对胰岛素（是能够引导血糖进入细胞的激素）的敏感性。如果你是一个非常不爱运动的人，那么你的懒惰会让你的细胞对胰岛素产生抵抗，以致身体内的血糖出现问题，增加患糖尿病、心血管病和肥胖的风险。最好的健身计划是把徒步、游泳等这类消耗热量的有氧运动与简单易学的力量训练相结合。你可以在本书第四部分了解这方面的具体信息。

3. 脱脂牛奶

如果你的体重已经在超重范围，那么吃低脂肪的日常食品（例如脱脂牛奶）能帮助你降低发生胰岛素抵抗的风险。通过一项对3 000人长达10年的调查显示，那些体重超重但很注重日常饮食的人与那些不是很注重日常饮食的人相比，发生胰岛素抵抗的概率要低70%。

乳糖转换成血糖的过程很慢，这个缓慢的过程对血糖控制是有好处的，同时也使胰岛素的分泌量降低。日常食物中包括钙、镁、钾在内的营养物质（选择低脂或者脱脂种类）也可以帮助我们控制血糖。我们的饮食计划将为你展示如何获得你需要的钙和其他营养物质。

4. 随时随地健身

爬楼梯能够帮助你燃烧体内多余的热量，并且让你的心脏得到锻炼。如果你不爱运动，并且体重超重，这个简单的方法可以帮助你改善因此而导致的血糖问题。

5. 30分钟体育运动

每周5天、每天30分钟适当强度的体育运动（比如快走）可以降低患2型糖尿病的概率。如果能同时保持健康的饮食习惯，那么体育运动将会是维持血糖平衡的最好办法。相反，不做任何运动的人发生各种血糖问题的概率将增加25%。

6. 含糖量低的粮食

全谷物面包中的膳食纤维非常丰富。这些丰富的膳食纤维可以降低糖进入血液的概率，也可以帮助你保持健康的体重。你要确保食用的是全麦面粉，例如注意配料表中是否有"100%石磨全麦粉"的字样，并且确认每片面包是否含有至少3克膳食纤维。我们将在本书的第七章和第九章向你介绍一些别的含糖的谷物。

7. 选择健康的脂类

橄榄油和其他如亚麻籽油、鳄梨、坚果等食物是良好的单不饱和脂肪酸来源，都能帮助你降低患相关血糖疾病和心血管疾病的风险。在第九章，你会找到更多关于健康脂肪的信息。试一试第十九章推荐的"4周生活方式大改变"，这些方法会确保你吃到美味的膳食。这些美味的膳食都含有非常珍贵的、我们日常所需的健康的脂类。

8. 抗阻力训练让你的肌肉光滑又性感

抗阻力训练能够增加肌肉密度，使我们的肌肉更强壮。强壮的肌肉有助于消耗身体内更多的葡萄糖。坚持做有氧运动类的肌肉锻炼也可以帮助你减肥。本书第十五章将告诉你：即使你从来没有进行过任何力量训练，只要每日坚持10分钟的体育运动，你就可以锻炼出健美的肌肉。

9. 缓解焦虑

长期不断的压力会增加患高血糖类疾病的风险。这是因为应激激素水平升高导致多余血糖释放，同时也导致身体在腰周围积累更多的脂肪。这势必增加你发生胰岛素抵抗的概率，并最终增加你患上糖尿病的风险。本书第五部分将告诉你如何释放长期不断的压力，使用的方法从瑜伽、深呼吸到织毛衣等应有尽有。

10. 豆类食物

无论是暗红色、杂色、黑色、白色的豆子，它们都含有可溶解性膳食纤维。这些可溶解性膳食纤维可以减缓葡萄糖进入血液的速度，也可以帮助那些血糖出现问题的人降低低密度脂蛋白和同型半胱氨酸（两者混合出现可以导致心脏病）的水平。美味豆子的新做法是我们饮食计划的特色，你可以在第七章和第十九章中发现一些令人垂涎欲滴的食谱。

11. 不吸烟

吸烟增加了糖尿病前期及其他更多病症的风险。吸烟的2型糖尿病患者死于心血管疾病的概率比不吸烟的2型糖尿病患者高3倍。

12. 少食多餐

每日少食多餐的生活方式比坐着享受偶尔的盛宴更能帮助我们很好地控制血糖。每餐都吃的过多，将会使更多的血糖快速进入到血液当中，导致胰腺产生足量胰岛素的能力降低。研究显示，每日坚持少食多餐的人摄入的热量较少，并能够选择更健康的食物。本书第七章和第十九章所推荐的饮食计划包含了中等分量的膳食和适当的零食，以确保你的血糖更好地保持平衡。

13. 适当喝些白酒

最近开展的一项对8 000人的调查显示，每周喝1~4次啤酒或烈酒的女性与那些根本不喝酒的女性相比，前者更容易在腹部出现赘肉。然而，研究中发现，喝白酒与腰围尺寸大小没有关系。同时，有节制地饮用白酒可以起到保护心脏的作用，而这个作用是别的酒所不具有的。但值得注意的是，过大的腰围增加了你患上糖尿病的风险，所以饮用白酒一定要适量。

14. 足够的睡眠能够提高身体的胰岛素敏感性

最近的一项调查显示，晚上平均睡眠时间少于6.5小时的人与晚上平均睡眠时间为7.5小时或以上的人相比，前者发生胰岛素抵抗的概率高40%，这是导致糖尿病的一个主要诱因。睡眠时间短的人一般胰岛素敏感性也比较低，这样的人群主要是年龄超过60岁的老年人。然而调查中显示，现在患有此疾病的人的实际年龄却为23～42岁。你想知道一些关于如何拥有良好睡眠的建议吗？你可以参看本书的第十八章。

15. 定期监测血糖

你是不是到现在为止还没有进行过血糖监测？《预防》杂志呼吁所有成年人要进行血糖监测。如果你的血糖水平超过正常值，那么你必须采取行动来降低你的血糖。如果你已经45岁或者超过45岁，同时你的体重超重，或者有其他任何可能增加你患上糖尿病风险的因素，血糖监测对你来说就是绝对必要的。

在第一章中，我们已经列举了所有控制血糖的好处，但别局限于此。因为在你表现出严重的糖尿病前期症状——代谢紊乱症状的同时，你的血糖可能看起来是正常的，因此你必须高度关注自己的血糖情况。接下来2个问题的答案将帮助你评估你患有此种病症危险的概率。

16. 寻找蛛丝马迹

如果你患有这些疾病中的至少2种（尽管症状看起来很小），并且你的腰围过大，那你患有代谢紊乱综合征的概率就会增加。你的细胞拒绝胰岛素发出的吸收血糖的信号，因此你的身体就会出现多余的血糖。这种情况让你处于患上心脏病、脑卒中（中风）和出现其他一些健康问题的风险之中。

专家们估计，有1/4甚至是1/2的美国人患有代谢紊乱综合征。本书第二十章将推荐你一些解决这个问题的办法。

17. 卷尺与腰围

调查显示，腹部脂肪比腰部脂肪更容易让你增加患上糖尿病的风险。虽然专家们并不确切知道其中的原因，但有一种说法认为，存在胰岛素抵抗的患者是在不正确的部位储存了过多脂肪，例如在肌肉细胞和肝脏中。这些地方的脂肪让身体很难将糖作为燃料。

你是不是也在为再也穿不上你最喜欢的那条裤子而烦恼呢？饮食计划、运动计划、压力缓解建议，这3个因素将共同帮助你减少腹部脂肪。你会看起来很棒，自我感觉也会更好。

第三章

终极目标——减肥

不选择低脂肪的小甜点，而是选择胡桃、覆盆子，还有意大利面，这样的饮食有助于减肥吗？来自美国国内权威减肥实验室的调查结果显示，保持稳定且较低的血糖水平能帮助你减掉最难减掉的脂肪，最终达到减肥的目的。

本书推荐的饮食策略会让你的全家都觉得美味可口。这些饮食使用的都是可以在当地超市内很容易找到的、有营养的、备受人们喜爱的食材和配料。这些食材和配料含有丰富的膳食纤维、恰当的脂肪和抗氧化剂，以及其他可以帮助我们预防心脏病、脑卒中（中风）、糖尿病、癌症或更多疾病的营养成分。为什么能做到这一点呢？秘密就在于这些食物的升糖指数（GI）比较低，有助于防止血糖出现紊乱。如果再辅以规律的健身计划和采纳能保证每日充足睡眠和缓解压力的建议，那你就得到了一个会让你感觉非常好的保持身体健康的计划。在感觉很好的同时，体重也会随之不断地下降。

更令人高兴的是，很多研究结果都表明，对于美国很多体重超重的人来说，以低升糖指数食物为主的减肥饮食（例如水果、蔬菜，全谷类等不会紊乱血糖的食物）比以低碳水化合物和低脂肪为主的饮食更有助于减肥。具体好处如下：

减掉更多体重

最近由斯塔夫大学和新英格兰医疗中心共同对39名体重超重的男女做的一项研究显示，如果你有胰岛素抵抗或代谢紊乱的症状（一种糖尿病前期症状，一半的美国成年人都受其影响），那么，与食用低脂肪食物、但含有更多精制碳水化合物的人相比，食用含有适量脂肪、低升糖指数食物的人能减掉60%以上的体重。

通过观察胰岛素值高的志愿者，研究者们发现，食用低升糖指数食物的人在6个月内平均减掉了22磅（约10千克）体重，而食用高升糖指数食物的人仅减掉了13磅（约6千克）体重。

赶走脂肪

想要彻底减肥成功，选择低升糖指数的食物可以帮助你达成目标。马萨诸塞大学医学院的研究者们对572名非节食者进行了1年的观察，发现一个人饮食当中的血糖负荷总值每降低10%，那么体重就会减轻9.6磅（约4.4千克）。这就是烤地瓜（升糖指数为54）和烤土豆（升糖指数为85）的不同之处，也是人们为什么选择烤地瓜而不选择烤土豆的原因。芭芭拉是马萨诸塞大学医学院营养学家和指导专家，拥有注册营养师证书，公共卫生学硕士学位。她说："仅仅是10磅（约4.5千克）也是很重要的区别。如果人们能选择最好的碳水化合物食物来吃，那么就能降低饮食当中的升糖指数，就可以减掉一些体重。这些低升糖指数的食物对控制食欲也很有帮助。"

避免新陈代谢缓慢

减肥的第一条法则就是消耗的热量要比摄入的热量多。但当你的肌肉量减少并且努力阻止脂肪增加的时候，降低热量通常会导致新陈代谢速度降低。其结果就是：减肥失败。现在，一项来自于波士顿儿童医院和布里格姆女性医院的调查表明，配以恰当脂肪和含有新鲜的碳水化合物的低热量膳食安排可以很好地解决上述问题。研究者们对39名体重超重和肥胖的节食者进行了为期10周的观察。在这个过程中，39名节食者可以选择食用低脂肪食物，也可以选择食用低升糖指数食物。通过对比发现，食用低升糖指数食物的人要比食用低脂肪食物的人的静息代谢率要高出一些。因为他们的身体每日要多消耗80千卡（约335千焦）的热量。也就是说，每年可以减掉8磅（约3.6千克）的体重，这几乎达到了你的减肥目标。

让身体里的大部分脂肪得以消耗

来自于圣地亚哥加州大学医学院的研究者们声称，在美国体重超重人群中广泛存在的胰岛素抵抗使超重者的胰岛素值比正常人高2～10倍，导致脂肪在身体内不是被消耗，而是被储存起来，这样就使得减肥受阻。他们发现过多的胰岛素会阻止儿茶酚胺——个很关键的脂肪燃烧激素。解决办法是吃低升糖指数的食物。斯塔夫大学通过对比12名体重超重者食用的高升糖指数和低升糖指数早餐发现，食用低升糖指数食物可以帮助胰岛素值降低一半。

23

消除对脂肪与糖的强烈欲望

提炼过的碳水化合物食物让血糖受阻，进而导致血糖直线下降。突然间，你会觉得自己变得很渴望吃东西，尤其想吃那些高脂肪、高糖的食物。解决办法是让你的减肥计划必须包含低升糖指数的食物。

斯塔夫大学的研究者们发现，在吃过低升糖指数的早餐之后再食用零食的人，比食用高升糖指数早餐之后再食用零食的人的热量降低了81%。

让自己精力充沛，而不是暴躁不安

节食可以让你变得易怒，身体感觉疲劳，并且可能让你随时都想放弃。上文提到过的由波士顿儿童医院进行的调查显示，选择食用低升糖指数食物的人往往感觉自己精力充沛。大卫·路德维格博士是波士顿儿童医院肥胖项目的主要研究者、常务董事，也是这个研究项目的主任。他指出："如果你的新陈代谢率不能降低很多，你的身体可能就不会有减肥的压力。""你可以感觉很强壮、精力充沛，并且感觉身体越来越健康。这样有助于你节食，甚至帮助你走出房间，到户外积极参加体育运动。"

本书所推荐的减肥方法

本书推荐的是具有突破性的30天生活方式大转变的方法，可以用来解决很多层面上的潜在的导致美国肥胖流行（身体血糖控制系统紊乱）的原因。这个方法是由一位具有血糖控制专业知识的营养师设计的。接下来，我想主要介绍这个方法的艺术与科学之处。

专题 血糖病的幸存者：杰奎琳·丹尼尔斯

当杰奎琳·丹尼尔斯重新回到她的工作岗位——一家养老院的护工，她感觉自己的身体非常不对劲。此时她刚刚四十岁出头，并且正处在手术治疗之后的恢复期。"在返回工作岗位两天之后，我感觉身体非常虚弱，因此我让一个护士给我做了血糖检测。"丹尼尔斯回忆道。"检测结果为380。"而一个正常的、非空腹血糖值应该为125或者更低。

她决定不能像她照顾的糖尿病患者那样结束自己的一生。"我亲眼看到他们被截肢、失明，最后去世。"她解释道："我从来没有想过这样的事会发生在我的身上。"

丹尼尔斯吃的每样东西看起来都能增加她的血糖，转折点出现在她重新上班之后。她开始寻找帮助。"其中的一个护士告诉我少吃，并且要更加频繁地检测血糖。比如以前一次吃一个苹果，现在改为一次只吃1/4，然后观察会发生什么样的改变。"

丹尼尔斯也经常去糖尿病专家那里获取治疗糖尿病的实用的膳食和运动方案。她已经做好了不仅仅改变自己，同时也改变全家人的准备。

"我过去常常吃很多肉和面包，尤其对猪肉情有独钟。"丹尼尔斯说道："但现在我开始尝试更多地吃沙拉、鸡肉、鱼肉和蔬菜汉堡。以前，我们家里总是有很多含糖的汽水和薯条，现在都已经变了。刚开始我的孩子们很不适应这种变化，他们又踢又叫表示反对。冰箱里放什么东西，让我很为难。"现在，她的冰箱里储存着低糖饮料、水果和蔬菜、瘦肉、烤土豆条，还有很多低脂肪爆米花。因为孩子们都非常喜欢这些健康的食物。

"我每日尝试着至少走30分钟，每次都让孩子们跟着我一起走。"她补充道："在每个周六，我们一起走到我哥哥的农场，在农场里采摘水果和蔬菜。"

丹尼尔斯每日吃7次小份儿的正餐和一些零食。她已经减掉了42磅（约19千克）。她记录下碳水化合物的摄取量，并通过对比手里每份的量来测量摄入量是否健康。"每份5盎司（约142克）的蛋白质与我的手掌大小一样，一份意大利面应该是跟我拳头一样大。"

那她这么做的结果如何呢？"现在我能嘲笑那些糖尿病病人了。以前，在工作中，他们嘲笑我是糖尿病女士。"丹尼尔斯说道。她现在也把烟戒掉了。

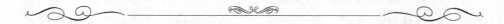

1.吃新鲜的含有碳水化合物的食物，不要吃打蔫儿的食物

不要吃甜甜圈，要吃草莓和酸奶；不要吃薯条，要多吃杏仁；在购物时要选择地瓜，而不是土豆。当你面临吃低升糖指数食物还是高升糖指数食物的选择时，请选择前者。如果你这么做了，也就增加了减肥成功的机会。要放弃能让你的血糖和胰岛素升高的食物，因为血糖和胰岛素升高会导致你对食物产生欲望，并且让身体疲劳，而体重不能减少。多吃一些能让你感觉吃得饱、吃得好的食物。这些食物有助于你减肥。

一些研究者们（比如大卫·路德维格）怀疑造成美国肥胖流行的部分原因在于过去30年中过度渲染食用含有低脂肪、精制碳水化合物的食物，因为这类食物里含有高升糖指数的成分。吃过多的精制碳水化合物食物（例如低脂肪甜点和蛋糕），会破坏身体原有的血糖控制系统，以至于刺激激素的大量分泌，最终增加人体的脂肪细胞。

这是如何发生的呢？高升糖指数的膳食（例如早餐吃甜甜圈，喝咖啡和苹果汁）比吃低升糖指数的食物（例如燕麦片配碎苹果和肉桂）能导致血糖提高2倍。胰岛素升高会加速糖进入你的肌肉和细胞之中，这会让你的血糖比在吃东西之前低。你会感觉自己很饿，所以可能会选择高升糖指数的食物。同时，高水平的胰岛素会不断在身体内输送，最终导致你体重增加。因为这些高水平的胰岛素会输送更加多的热量到脂肪细胞，并且当身体需要能量的时候，它会阻止脂肪细胞释放存储的能量。胰岛素会抑制身体生化系统的功能，而身体的生化系统是用来从细胞中释放脂肪并且为身体提供能量而进行消耗的。

与之相反，低升糖指数膳食会缓慢而稳定地提升血糖，胰岛素仅上升到能轻轻推动葡萄糖进入等待细胞中的水平。在这里，葡萄糖将被消耗并转化为能量。你的血糖将在若干小时之内保持低水平并且稳定的状态。

大卫·路德维格博士认为："食用低升糖指数食物的想法是源于我们想维持身体的基本生物机能，以便血糖保持低水平，这样你就会感觉更加稳固，身体看起来对节食没有过多的压力。""这样的饮食习惯将帮助节食减肥坚持得更长久一些，不需要痛苦的挣扎。饥饿感也会少一些，代谢速率将略微偏高。人们会感觉整体上要好得多。"

你可能也试过少食多餐的办法。为了帮助你减肥，本书推荐了1 500~1 600千卡（6 280~6 700千焦）热量分配方法：早餐225千卡（约942千焦）、午餐425千卡（约1 780千焦）、晚餐550千卡（约2 300千焦）。那剩下的如何分配呢？你可以每日吃3次零食，其中2次零食每次为80千卡（约335千焦）热量，剩下1次的零食为150千卡（630千焦）热量。

如果为了减肥，你已经保持了很长时间的选择性进餐（比如不吃三餐中的某餐或某两餐），那么本书所推荐的很多食物你都可以纵情享受。

从制订早餐时间或者从选择早餐吃什么开始，提前计划好餐盒里要装的早餐，例如我们推荐的蓝莓优格松饼，可以让你在办公桌旁边享受你的美食。或者你可以选择由优良浆果制作而成的鲜果奶昔，你可以在下上班的途中饮用，然后坐下来吃午餐。在一周之内，你就能适应快餐了。

2.抓住并制订适宜的健身时机

美国有60%的人属于以下情况：

①因为没有时间而放弃了规律的体育运动。

②认为体育运动很无聊。

③认为自己太老、太累，或者身体太虚弱，以至于根本不需要体育运动。

如果你也属于这个群体，那么本书将会给你提供帮助。本书想告诉你们的是，健身与做单调的、痛苦的、花样百出的健身房运动和有氧规律运动没有任何关系。你不需要穿上塑身短裤或者在冷冰冰的、令人不舒服的房间当中进行锻炼。

我们已经有更好的办法。本书推荐的计划将帮助你选择一些适合你的时间、能力，甚至是你个人性格的活动。我们的目标是帮助你每周至少运动5天，每日至少运动30分钟。你可以在商场里闲逛，也可以和孩子们在操场上玩捉迷藏，或者偶尔跟随活力四射的瑜伽舞步来上一段，甚至为了实现当初的梦想而报名参加舞蹈班、骑术班或者空手道班。米歇尔·奥尔森博士指出："锻炼不需要

折磨人，而应该是运动的一种累积。"（米歇尔·奥尔森博士是位于阿拉巴马州的奥本大学的健康与人类行为专业的教授）

你是不是害怕按照自己的进度开展的自娱自乐不能减肥呢？荷兰马斯特里赫特大学的研究者们指出，事实上，适度运动比突发的过度运动能消耗更多的热量。他们以30名志愿者为观察对象，这30人中有的选择适度的运动（比如走路和骑自行车），有的选择剧烈的体育运动。研究者们发现，如果一个人从事过于剧烈的运动，那么在接下来的时间里，他会表现得萎靡不振。与之相反，选择适度体育运动的人，在接下来的时间里仍然可以保持精力充沛。

你也将在本书中发现一个强度适中的肌肉锻炼计划。这个计划将帮助你在加强肌肉密度的同时，可以拥有更苗条的身材，因为肌肉消耗了新陈代谢中的能量。一项由阿拉巴马大学所做的研究显示，无论男女，只要能坚持每周3次减肥运动，并且能够坚持6个月，那么他/她的新陈代谢将增加12%。非常感谢我们超大的肌力，帮助我们平均每日消耗掉230千卡（约963千焦）热量。而且每日均是如此。仅仅是这样一项变化，就能帮助我们的体重在一年内减掉24磅（约10.9千克）。

当你重新体验我们在儿童时期拥有的运动的快乐时，你正在与导致美国肥胖流行的一个原因做斗争——21世纪自动化的生活方式。50年前，美国人每日要多消耗700千卡以上的热量。这些热量的消耗不是通过慢跑达到的，而是通过像用手刷碗、使用手动打字机、通过洗衣机上的绞拧机来拧干衣服等日常劳作消耗的。当你每次走楼梯而不是坐电梯、跟孩子一起在操场上玩，或者把车停在离办公室很远的停车场，你都是在让更多的能消耗热量的运动回归到你的日常生活中来。本书将告诉你如何开展这些活动。

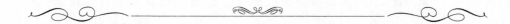

专题 压力与脂肪的关系

如果你的生活很容易被描述为"高度焦虑"，即使你没有贪吃的毛病，那么你也正在为自己成为老饕做准备。这并不可爱，相反，这是非常致命的。位于圣地亚哥的加州大学的研究者们发现，长期压力会导致你的皮质醇和应激激素升高。应激激素可以输送多余脂肪到你的上腹部。

生理学家诺曼·佩科拉罗博士说，当你正感觉有压力的时候，皮质醇也可以导致你吃更多高脂肪、高碳水化合物的食物。诺曼·佩科拉罗博士也是一名研究压力与腹部肌肉松弛关系的研究员。

平复情绪的办法——形成内部情绪控制。这种内部情绪控制可以扼杀压力的萌芽，以便你不需要通过吃零食的方式来控制它。"有一些非常实用的方法可以用来降低长期的压力。这些方法都不会让你对吃产生欲望，"佩科拉罗博士说道："例如有的人不愿意打开来自于信用卡公司的账单信件。我们要做的是积极面对，而不是逃避。"你也可以尝试使用5分钟平静法、深呼吸法，或者沿着街区快走法。

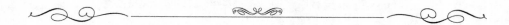

3.缓解压力，保障睡眠

每日日常生活中的压力会决定你是否睡得足、睡得好。当情感压力导致你失眠的时候，它同样也导致你产生体力匮乏——出现吃得过多的现象。

　　睡眠不足不仅仅会导致你无法阻挡对吃的欲望，调查显示，睡眠不足也会扰乱身体正常处理和控制血糖及像皮质醇和肾上腺激素等与体重相关的激素的能力。这种不平衡会导致胰岛素抵抗的发生，同时将导致胰岛素不断提高。不断增加的胰岛素会导致细胞储存过多的脂肪，而不是消耗脂肪。

　　也许这就能解释为什么32～59岁、睡眠只有4小时或更少的人比睡眠时间比较充足的人多73%的患有肥胖的风险。这个结论来自于一项最近由哥伦比亚大学公共健康学院和肥胖研究中心联合开展的调查。睡眠时间达到5小时的人患有肥胖的风险为50%；睡眠时间达到6小时的人患有肥胖的风险为23%。每个晚上至少需要7.5小时的睡眠时间，才能确保患有肥胖的概率为零。

　　我们同时还应该考虑睡眠质量。如果你患有睡眠呼吸暂停综合征（全美有1.8亿人有此病症），由于你呼吸会停止一小会儿，那么每个晚上你的睡眠都会被迫停止几十次，甚至是几百次。这种情况可能需要药物治疗，同时，这种情况能使你患有胰岛素抵抗疾病的概率增加50%。

　　解决办法：需要连续3个晚上，每个晚上保证睡眠9个小时，以调整由于睡眠不足导致的血糖和激素失衡。本书的第十八章将为你推荐几十种弥补睡眠不足和解决睡眠呼吸暂停综合征的方法。如果你能按这些方法去做，你的感觉将会更好。同时你也可能发现，当每日早上你恢复精神之后，体重减轻也会变得更容易。

　　除此之外，本书也将告诉你每日如何减轻一点儿压力的方法。这些方法都能帮助你打破压力大和血糖高的怪圈，以降低你患有糖尿病前期和糖尿病的风险。同时，本书也能帮助你走上有效减肥之路。

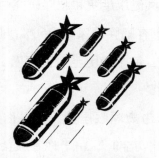

控制血糖能降低你生命中遭遇
心脏病、脑卒中（中风）、阿尔茨
海默病等疾病的风险。

第二部分

血糖平衡的好处

第四章

血糖控制系统
——身体健康的晴雨表

　　我们不能谈"糖"（血糖）色变。血糖其实是我们最好的朋友，它为辛勤劳作的肌肉、脑细胞提供能量。血糖可以被储存，就像手电筒的备用电池，或者国家战略石油储备一样，然后在你最需要它的那一刻释放出来。

　　仅仅当你的血糖升得过高或者降得过低的时候，它才对你的情绪、体重、能量值、身体健康甚至生命有严重的、负面的影响。保持血糖稳定的窍门非常简单：让你的血糖保持在健康范围之内。你要做的第一件事，就是通过阅读以下内容了解你的血糖系统是如何工作的。

合适的燃料

　　血糖为细胞提供动力，几乎所有的血糖都来源于含有碳水化合物的食物——水果、蔬菜、粮食、糖。你的消化系统会把这些碳水化合物转化为最小的单糖——葡萄糖。

在某种意义上，碳水化合物就像糖果一样。无论你吃的是玉米煎饼、巧克力慕斯，或者是花椰菜，所有的含糖食物都含有糖分子链，糖分子链有长有短。一些糖分子链，例如葡糖糖和果糖等糖类，在它们被吸收到血液中之前，几乎不需要被消化。其他的一些糖分子链，例如燕麦中的膳食纤维，是非常坚固的，以至于你的身体根本不能把它分解。

当你把少量的苹果馅饼或者土豆泥放进嘴里的时候，消化酶就开始把这些糖分子链进行分解。最终，所有的碳水化合物转化成为微小的糖分子——葡萄糖、果糖或者半乳糖。它们很容易在肠壁内流动，并进入到血液中。在新的血糖补给进入到饥饿细胞之前，还有一个障碍——肝脏。在肝脏，细胞会储存一些葡萄糖以备以后使用。这些葡糖糖以肝糖原的形式储藏。果糖和半乳糖都被转化为葡萄糖。就像在夏天自驾游开始之前，你需要先把车的油箱装满汽油一样，在你的血液中循环的葡萄糖现在做好了为精神、肌肉和新陈代新提供动力的准备。

单糖的秘密

直到最近，营养专家们还是认为多糖（比如淀粉，它拥有长的糖分子链）是"好的"碳水化合物，因为它能保持血糖的低水平与稳定，而拥有短的糖分子链并且能被快速吸收的单糖是"坏的"碳水化合物。但其实这个想法已经过时了。专家们现在了解到，一些单糖也能被缓慢吸收，而一些多糖可以被快速转化为血糖。

判断血糖值高低比较好的依据就是升糖指数。升糖指数依靠的是实验室检测，而不是人们主观推测来评估所吃的食物对血糖的影响。这个体系是本书推荐的解决血糖问题办法的基本依据之一。你将在整本书里不断看到这个词。

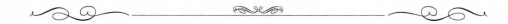

　　爱丽丝·迈克蔻金使用节食和运动等自然疗法控制她的血糖。

　　几年之前，身为一家公司客户经理的迈克蔻金感觉身体不舒服。她感觉非常疲劳、口渴、视力模糊不清、频繁地上厕所，还出冷汗。当她因为尿路感染而倒下的时候，她找到她的医生来寻求帮助。医生给她进行了血糖检测。"我的血糖检测结果超过了400毫克/分升（mg/dL）。"她说道："我的体重已经在不断地增加，并且比以前更不爱运动。我现在正在为此付出代价。"

　　为了尽快降低她的血糖，她的医生给她开了一种可以让细胞对胰岛素更敏感的药。但她不想依赖药物治疗，决定自己来治疗疾病。她开始通过步行的方式锻炼身体，坚持每周走4～5次，每次走10～15分钟。"当我的医生看到我在6周内就降低了血糖，他无比地吃惊。"她说道："从那时起，在我的家人和朋友的鼓励下，运动成为了我生活中不可或缺的一部分。"

　　迈克蔻金仔细地控制精制碳水化合物的摄入量。她根据自己的热量需要和脂肪情况来决定摄入量的多与少。为了避免诱惑，她经常对自己说："还有很多事情等着我去做，吃糖过多会缩短我的生命。"

　　现如今，迈克蔻金已经养成每日50～55分钟，平均每周4～5次的有氧运动习惯，比如走步、骑固定式脚踏车，或者使用跑步机。她现在已经减掉了30磅（约13.6千克）体重。她不断减少药量，最终完全不再使用药物治疗。"我觉得现在比以前更精力充沛、睡眠更好、思维更敏捷。"她说道。

　　几乎每个患有2型糖尿病的病人最终都需要药物帮助控制血糖。但减肥、体育运动和科学的饮食可帮助你缩短与2型糖尿病抗争的时间，帮助保护你的身体健康，同时有药物所不能给予的好处：你将觉得自己的状态非常好，气色看起来很棒，也让你能有控制自己健康的满足感。

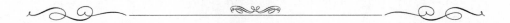

血糖知识第一课：选择低升糖指数的食物

碳水化合物不是生来就一样的，它们被吸收的速度快慢不一。当我们讨论血糖健康这个话题的时候，聪明的做法就是选择被吸收慢的糖类，而不是被吸收快的糖类。就像龟兔赛跑的故事一样，这个时候你需要选择跑得比较慢的乌龟，而不是选择跑得快的兔子。

高升糖指数食物，例如白米饭和白面包，能被快速分解与吸收，导致血糖升高。低升糖指数食物则在消化系统内缓慢地移动，同时把糖缓慢地释放到你的血液当中。有很多因素会影响碳水化合物转化成为血糖的速度，这些因素包括：你是否已经吃了某种酸的东西（例如意大利油醋汁），还是吃了多脂肪的东西（比如抹了黄油的面包），这些都会降低吸收的速度；食物中的淀粉是否已经被彻底地烹饪过了（烹饪淀粉的时间越长，被身体吸收的速度就越快。）；碳水化合物是否被像豆子或种子的外壳一样的东西紧紧包裹着（包裹着的碳水化合物会降低吸收的速度）；碳水化合物被磨碎的精细程度，比如面粉（磨得越精细，吸收得越快）；碳水化合物是否含有降低消化能力的黏性纤维（例如燕麦和扁豆）。

血糖知识第二课：消耗掉，或者把它囤积在臀部上

遍及全身的肌肉细胞和器官、组织都依赖葡萄糖提供能量来发挥其功能。走路、呼吸、出汗、消化、制造新细胞、怀孕期间婴儿的成长，

以及成千上万的微小细胞之间的功能发挥，都是依靠这极微小的糖类来运转的。

身体当中，消耗葡萄糖最多的是我们的大脑和神经系统，它们共同消耗掉血液中的大约一半的葡萄糖。即使在休息的时候，大脑也要消耗掉比身体运动状态下所需更多的葡萄糖。

仅仅需要7盎司（约198克）的纯葡萄糖（不足1杯）就能维持身体一整天工作和娱乐需要的全部能量。就像节俭的童子军一样，身体内的葡萄糖奉行的信条是——做好储备。一餐之后，被摄取的葡萄糖有大约40%以糖原的形式被储存在肝脏和肌肉之中。当血糖在两餐之间开始下降，或者食物不能被有效利用的时候，肝脏开始以肝糖原作为补给，将葡萄糖释放到血液中。肌细胞也储存肌糖原为己所用。当身体内的糖原用完之后，骨骼肌、心脏和其他组织内的脂肪细胞释放出脂肪酸来供身体使用。

葡萄糖储备必须每日进行补给。身体中储备的糖原只能提供1 900千卡（约7 953千焦）的热量，这些热量足以维持身体16小时所需。当葡萄糖开始减少，身体通过消耗脂肪，甚至使用蛋白质来产生更多热量。然而，大多数美国人不用担心身体内葡萄糖储存量不够的问题，他们的身体内都储存着过量的葡萄糖，这是由于贪吃、不爱运动，以及对精炼碳水化合物食物感兴趣所致。当身体内的血糖负荷过度，你的肝脏和肌肉细胞不能消耗完储存的葡萄糖，最终多余的糖就会以脂肪的形式被储存下来。

但如果进行体育运动（本书建议每周至少5次，每次30分钟的体育运动），不但可以消耗更多的葡萄糖，而且也有助于进一步推动血糖进入到细胞之中。这样你可以得到双重好处：既无过量的胰岛素，又可以降低血糖。

血糖知识第三课：保护好胰岛素制造与感知系统

正常的血糖值在吃饭前一般为60～90毫克/分升（mg/dl），在吃饭之后一般为120～160毫克/分升（mg/dl）。专家们对身体能在24小时之内保持血糖在精准的范围上下波动的能力赞不绝口。专家们同时猜测，稳定血糖的主要目的是给大脑提供稳定的糖的补给。脑细胞仅能储存最小量的多余的葡萄糖，同时不能使用脂肪酸作为能量源。大脑必须不断地从血液中获取能量。

如果血糖控制系统的作用是协调，那么激素起的作用就是平衡，就像走钢丝者用的平衡杆一样。"保持正常血糖涉及胰高血糖素与胰岛素之间的一个平衡问题。"罗伯特·科恩说。罗伯特·科恩是辛辛那提大学医学院内分泌和新陈代谢学部的教授、医学博士，也是辛辛那提大学医院糖尿病门诊主管。这两种激素是一对"天敌"：胰岛素通过让细胞吸收它来降低血糖，而胰高血糖素则指挥肝脏释放出储存的葡萄糖。

胰岛素是由胰腺中的β细胞制造出来的。在身体健康的情况下，这些机敏的细胞可以感知血液中葡萄糖浓度的变化，同时根据葡萄糖浓度的变化来调整胰岛素分泌量。当吃过东西之后，胰岛素值就会升高。一旦被释放，胰岛素就会引导葡萄糖从血液中分离出来，并进入遍及全身的"饥饿"细胞中。当血糖值开始下降，胰岛素的分泌量也开始减少。

但如果你的体重超重并且不爱运动，在肌肉、肝脏及遍及全身的器官、细胞上的感觉器官将对胰岛素发出的信号"装聋作哑"。接下来，你的β细胞将分泌出多余的胰岛素，这不但会增加难以减掉的体重，而且也导致身体出现问题。随着时间的流逝，过多地吃脂肪和糖类食物可以导致 β 细胞失去感觉血糖值变化的能力。它们将不再在合适的时间分泌出适量的胰岛素。最终，你的血糖会上升到非常危险的程度。

血糖知识第四课：照看好你的后备能源

如果你已经有一阵没吃东西了，那么胰腺的 α 细胞会把胰高血糖素分泌到你的血液中。胰高血糖素通过指挥肝脏分解其储存的肝糖原来提高血糖。肝糖原转化成为血糖，做好了补充身体内已经饥肠辘辘的细胞的准备。如果你吃了过多导致血糖骤升的食物，血糖控制系统能保持处于抵制状态，同时阻止你的身体消耗次级能源——储存在脂肪细胞中的脂肪酸。如果你正在试着减肥，那么这对于你来说就会是个问题。

同时，长期不断的压力会让血糖后备系统工作得太久。如果你需要一个突然的能源供给（例如能源总量大过一只精力旺盛的剑齿虎），你的肾上腺就会大量分泌应激激素，包括肾上腺素和皮质醇。这两种激素都会告诉身体应该释放并消耗存储的葡萄糖。这对于古代的穴居人来说是比较合适的，因为他们的压力就像潜行捕食的猫一样，存在的时间比较短。

稍后，你将在本书中发现21世纪长期不断的压力能让这些激素处于应激状态之中，让你的血糖24小时都处于偏高状态。长期不断的压力也能导致你吃得过多，并在你的腹部囤积多余的脂肪，还会导致更多胰岛素抵抗。压力缓解并不是可望而不可即的，它是保持健康体重的必需品。

| 第五章 |

古老的身体，现代的生活
——血糖失衡的原因

像100年前镶满珠宝的俄罗斯彩蛋，或者1953年制造的斯蒂庞克老爷车一样，你的身体里控制血糖的系统也是"老古董"，并没有随着时代的进步而有所改变。我们的血糖调节系统已经适应了石器时代的生活：时而忍受频繁的饥饿，时而忍受突如其来的盛宴，时而忍受巨大的生理需求，但却与21世纪我们所吃的肉桂卷、必胜客的芝心比萨这样的食物，以及按次计费的生活方式显得格格不入。你的身体仍然在以过去的规则运作，这些规则主要是为了保证我们的思维和身体在运作过程中要"节俭"。因为那个年代的条件所限，我们身体内葡萄糖的供给量是非常匮乏的。身体从你吃的食物中提取每一个糖分子，然后把这些珍贵的葡萄糖储存起来——把能量储存在肌肉细胞和肝细胞里，以备不时之需。

然而，时至今日，夹馅面包代替了野生的覆盆子，粮食饲养的牛肉和超大份薯条已经代替了我们亲手挖出来的新鲜的植物根茎；同时，以前瘦弱不堪的猎物现在都已经是肉满膘肥了。热量的储备增加了，而日常锻炼仅仅意味着从前门走到车门，而不是长途跋涉到下一个15英里（约24千米）外的水塘。

世界已经发生了变化，然而我们的身体却没有。越来越多的调查显示，与血糖相关的健康问题，包括心脏病、脑卒中（中风）、高血压、糖尿病、癌症、不孕不育，甚至是阿尔茨海默病、先天畸形、性功能障碍、失明、肾功能衰竭、截肢等与变化惊人的现在生活有关。甚至更让我们警觉的是：即使你的血糖看起来是正常的，但一直发挥功能的古老的血糖调节系统也有可能将你置于更高的风险之中。

当然，如果血糖值达到了糖尿病前期的水平，风险将会更高一些。如果你最终患有2型糖尿病，风险还会再高一些。

从胰岛素抵抗到糖尿病

血糖的问题不仅仅在于糖，胰岛素（人体内唯一降低血糖的激素）也起着重要的作用。在总量很小的情况下，胰岛素是健康而且必需的。但如果你是一个不爱运动、大腹便便，并且习惯于高脂肪、高糖饮食的人，这都会让你身体内的细胞抵制胰岛素。这种情况使很多美国成年人受其影响，以至于每两个人当中就有一个人是这种情况。

你的身体会制造出要比正常多2～3倍的胰岛素，以迫使血液中的葡萄糖进入细胞。事实上，身体也是这样运作的。肌体细胞接收它们需要的糖（此时你空腹血糖检测值为正常），但过多的胰岛素会让你的血压升高、阻塞你的动脉、使你的胰腺负担过重（增加患糖尿病的风险）、增加癌细胞的数量、使排卵停止、造成记忆模糊……

一旦这种隐藏的高血糖开始发挥它的破坏作用，你就会出现代谢综合征。这是由于胰岛素抵抗引起的变化，这些变化开始改变你全身的系统。代谢综合征可以在身体中潜伏十几年之后再发病。（本书第二十章列举了一些身体将会出现代谢综合征的预警信号，不妨提前浏览一下）血糖值将升高到出现糖尿病前期症状的程度。如果你的胰腺不能制造出足够的、用来中和胰岛素抵抗的胰岛素，那么你的血糖就会持续升高，最终导致糖尿病。

糖尿病会对我们的身体健康带来新的风险，包括视力问题、肾功能衰竭、全身神经的破坏。一个发人深省的新发现是：当你的血糖一直处于糖尿病前期范围之内（空腹血糖检测为100～125毫克/分升），这些并发症就有可能开始恶化。美国糖尿病协会科学与医学总管理查德·卡恩博士说："这些糖尿病的并发症在被确诊之前就已经开始了，并且绝对要比我们认为开始的时间早得多。""这绝对是一个爆炸性新闻。因为到目前为止，我们对变化何时开始发生仍然一无所知。"

心脏病与脑卒中（中风）

瑞典的研究者们对1826人开展了为期20年的跟踪调查。研究者们发现，患有代谢综合征的人患有心脏病的风险比没患代谢综合征的人高69%。其他研究者估计，代谢综合征有时能使人们患有心脏病的概率增加3倍。糖尿病加剧了这一问题，因为高血糖会进一步侵害动脉。患有糖尿病的人比没有患糖尿病的人患心脏病或者脑卒中（中风）的概率高4倍，并且也比没有糖尿病的人的死亡风险要高。糖尿病患者的死亡原因中，有80%归因于动脉硬化。

高胰岛素值提高了甘油三酯的量，让你的血液变成了通向不良脂肪的高速公路。降低高密度脂蛋白胆固醇（HDL，它的作用是清除阻塞动脉的低密度脂蛋白胆固醇），让臭名昭著的低密度脂蛋白（LDL）有所剩余，以便其能"更好"地攻击动脉壁。他们提高了纤维脂蛋白值，这会让血液凝集。同时，通过改变肾脏处理钠的方式，增加了患有高血压的风险。患有代谢综合征的人也会出现更多的、长期的、并不严重的炎症表现——仿佛他们的免疫系统一直处于警戒状态一样。这会制造出很多化合物，例如C反应蛋白，它能帮助把多余的脂肪塞进动脉壁，同时增加了令人心有余悸的血栓的风险。

2型糖尿病

患有代谢综合征的人当中，每三人就有一人将发展成为2型糖尿病。转折点在于DNA里的编码。来自于一家名为"冰岛基因解码"的基因调查公司的研究者们最近宣布，他们发现了糖尿病基因。世界范围内，携带这种基因的人数高达45%。专家们称：这个基因本身不能让你患上糖尿病，是你的生活方式最终导致糖尿病基因发挥作用，使你患有糖尿病。遗传上的缺陷能加快不堪重负的胰岛 β 细胞在胰腺中"阵亡"，这最终会导致血糖升高。（你如果想知道自己是否患有2型糖尿病，你可以按照本书第一章中介绍的方法，让你的医生给你做空腹血糖检测）

癌　症

胰岛素与癌症之间的关系变得越来越紧密。高胰岛素值将女性患乳腺癌复发的概率提高了3倍。这一惊人的事实已经被多伦多大学对198名女性的研究证实。研究中发现，胰岛素值高的女性乳腺癌患者癌症复发的概率也要比其他人高出3倍。

研究者们也发现前列腺癌、结肠癌与高胰岛素有密切关系。美国国家癌症研究所的科学家们最近宣布，患有2型糖尿病的烟民比不抽烟的人患有胰腺癌的概率增加了2倍。这些烟民通常胰岛素值高，并且胰岛素抵抗严重。来自多伦多西奈山医院的乳腺癌研究专家帕梅拉·古德温博士认为胰岛素作为一种促进因素，它让癌细胞数量快速增加，并且大范围分裂。一些癌细胞比正常的细胞有更多的胰岛素接收器，这会让激素更容易减少。

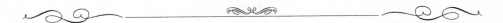

专题 血糖大事记

生命的循环深深地影响着我们身体血糖的变化。以下是我们身体血糖变化的主要历程：

青春期

美国洛杉矶的南加州大学凯克医学院的迈克尔·戈兰博士认为，这个年龄段患者的胰岛素抵抗与体重或者脂肪无关。那是什么原因导致了此阶段的胰岛素抵抗呢？也许是用来消耗快速增长的、多余能量的身体所需与突如其来的大量性激素的结合导致的结果。

"经历青春期的孩子们，无论胖瘦、高矮，都很容易产生胰岛素抵抗。"戈兰博士解释道。如果他们体形瘦弱，他们的身体则能够控制血糖，并且不会对身体造成长期影响。但如果他们身体超重，青春期的压力会促使胰腺的整个系统处于非常危险的边缘，最终导致长时间的胰岛素抵抗或者患上糖尿病。

妊娠期

凯克医学院的托马斯·布坎南认为，几乎所有的孕妇都会有某种程度的胰岛素抵抗。也就是说，她们的细胞还没有准备好听从胰岛素发出的吸收血糖的信号。

托马斯·布坎南是一名医学博士，同时也是凯克医学院的医学、妇产科学、生理学及生物物理学的教授。"当你的胰岛素抵抗越来越严重，在你吃东西之后，身体内的葡萄糖和其他营养成分的循环过程比你的胰岛素反应性正常的情况花费的时间要长一点儿。"布坎南博士解释道："这也许是供给胎儿所需营养的一种方式。"换句话说，一切都是为了孩子。

月经期与更年期

美国密尔沃基的威斯康辛州医学院的医学博士、教授加布里尔·索南伯格发现，她的很多1型糖尿病患者（病因是免疫系统破坏了制造胰岛素的细胞，患者必须每日接受胰岛素注射）每次在来月经之前，很难把她们的血糖控制在正常水平。

有些人说她们的问题出现在排卵期，而其他的人说她们的变化出现在月经期间。事实上，她的病人中有几个人胰岛素的注射剂量变化与月经周期是一致的。

很多研究证实了这一神秘关联。在一项对406名患有1型糖尿病的妇女进行的调查中，67%的人说恰恰在月经来临之前，她们的血糖控制发生了变化，而70%的人报告在月经期间出现了变化。其他研究发现，甚至那些没有患有糖尿病的妇女，在排卵期与月经期之间的2周之内，在用餐之后，她们的血糖也会比正常的血糖值高。

在月经周期的后半部分，胰岛素同样能够有效地限制细胞表面的受体。也可能是雌性激素与胰岛素的互相作用，导致血糖的升高或者降低。

月经的这些周期性变化（也称为激素变化）将伴随着更年期的到来而停止。但一个新的因素出现了：体重的增加。它能增加患有胰岛素抵抗疾病的风险，并且最终提高血糖值。

随着年龄的增长，身体制造胰岛素和吸收血糖的能力开始下降。这与胰岛细胞的衰老与死亡、遗传，或者有多吃、久坐的习惯有关。另外，部分原因要归咎于细胞内部的微小组织——线粒体。线粒体是把葡萄糖转化为身体所需能量的小"发电厂"。随着我们不断变老，线粒体的工作效率越来越低。其结果就是：当我们的年龄超过40岁，我们患有糖尿病的风险就会增加；当我们的年龄超过60岁，这种风险增加的速度会更快。

治疗的方法是运动。南索伯格博士指出，肌肉是葡萄糖主要的消耗器官之一。如果你通过抗阻训练和有氧运动来保持健康，那么你能在任何年龄段都让血糖处于良好的状态。

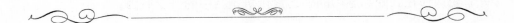

不孕症与先天畸形

患有导致不孕的常见疾病——多囊卵巢综合征的妇女会有胰岛素抵抗症状和高出正常水平的胰岛素值。虽然高胰岛素不是导致多囊卵巢综合征的唯一原因，但它是主要的因素，同时能帮助解释为什么患有多囊卵巢综合征的女性一半都会在40～49岁之间发展成为糖尿病患者。同时，40%的女性在45岁的时候会出现严重的动脉阻塞现象。

来自位于美国休斯敦市贝勒医学院的桑德拉·卡尔森认为，当一个人患有多囊卵巢综合征的时候，高胰岛素可能通过给卵巢输送过多的雄性激素信号来扰乱排卵周期，并加剧流产。

桑德拉·卡尔森是医学博士，是不孕症及生殖内分泌方面的专家。患有多囊卵巢综合征的征兆包括月经期的间隔期为6周以上、难以减掉的肥胖、粉刺、不正常的体毛和面部毛发。

同时，怀孕前患有糖尿病的孕妇与正常人相比，能使婴儿患有先天畸形的风险增加2～5倍，尤其是对婴儿心脏和骨髓影响非常大。在怀孕期间形成的糖尿病——妊娠期糖尿病，会增加生育体重过大婴儿和形成子痫前期疾病（一种危险的，与怀孕相关的血压升高疾病）的概率。

阿尔茨海默病

体重超重和糖尿病增加了人们患有阿尔茨海默病的概率。现在，研究者们认为在大脑细胞中的胰岛素抵抗是其中的一个原因。

波士顿的加斯林糖尿病中心的研究者们通过实验室研究发现，患有胰岛素抵抗的老鼠的脑细胞会制造出一种蛋白质。这种蛋白质在患有阿尔茨海默病的人的脑损伤区域中也可以发现。你将在本书的第六章中了解到，糖尿病和胰岛素抵抗也可以导致负责记忆的大脑区域迅速发生变化。新的研究证明，糖尿病和胰岛素抵抗有时会使大脑区域严重收缩。

视力问题与失明

如果你患有糖尿病或者正处于糖尿病前期，高血糖值能损害并破坏眼睛里的微小的毛细血管。这些被损害的毛细管开始肿胀、变脆、阻塞、破裂，这情况被称为糖尿病视网膜病变。这种疾病使视力变得模糊不清并且可能导致失明。糖尿病是最主要的导致20岁以上成年人失明的原因。

同时，长期的高血糖值会激活一种叫蛋白激酶C的物质。它会引起眼睛里新血管的不正常增加。问题在于这些新增加的血管是你所不需要的，而且这些新血管更容易漏和破裂。

神经损伤和截肢

美国联邦医疗健康调查与质量部声称，在2003年进行的小腿截肢的人中，70%的患者患有糖尿病。因为高血糖会损害神经并降低循环，甚至导致最微小的切口或水疱变成不可治愈的伤口。

神经损伤也能导致男性阳痿、女性性冷淡、心律不齐、消化功能障碍，以及泌尿系统问题。

牙齿问题

高血糖让具有良好口腔健康的人增加了3倍患病的风险。首先，高血糖降低了你抵抗感染的能力，因此即使一个小的疱疹或者牙龈线下面的很少的病菌都可能导致重病。其次，它增加了你唾液里的葡萄糖值，这一点由索尔·西尔弗曼证明。索尔·西尔弗曼是位于美国旧金山加州大学口腔科学院的口腔医学教授，同时也是美国牙医协会的发言人。这种含糖的唾液给真菌和细菌提供了温床。第三，高血糖能加快唾液的消耗，导致唾液里的水分减少，而唾液是防御口腔细菌最重要的物质。

那危害是什么呢？通过一项新的在意大利对212名萨萨里大学口腔科的病人的研究发现，糖尿病患者嘴里的牙周病细菌比正常人高3倍。患有糖尿病的人也更容易产生牙菌斑、更容易牙龈出血、每个牙齿的牙龈裸露更严重（这是牙周病的一种症状）。

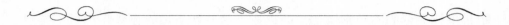

专题 笑——一个真正的控制血糖的好办法

　　如果可能的话，就尽情地笑吧。一项由日本进行的研究发现，每日仅仅是嘿嘿地笑就有可能帮助你很好地控制血糖。

　　日本筑波大学的研究者们通过观察19名高血糖男女患者的血糖值变化，寻找到了大笑与血糖之间的关系。首先让这些人听一场枯燥乏味的、毫无幽默感可言的报告，而第二天让包括这些人在内的1 000人共同观看日本的"漫才"表演（漫才，日语：まんざい，是日本的一种站台喜剧形式，类似中国的对口相声，起源自日本古代传统艺能的"万岁"，之后在关西地区渐渐发展。

　　漫才通常由两人组合演出，一人负责担任较严肃的吐槽角色，另一人则负责滑稽的装傻角色，两人以极快的速度互相讲述笑话。大部分的笑话主题围绕在两人彼此间的误会、双关语和谐音字）。在观看过程中，他们大声地、长时间地大笑。

　　在观看这两场不同的演出之前，他们每个人都吃了含有500千卡（约2093千焦）的食物。在他们吃过之后，对他们进行血糖检测。研究者们发现，观看完漫才表演之后，他们的血糖有非常明显的下降。

　　日本的一位研究者认为，笑就是运动。其结果就是，肌肉细胞可以吸收更多的血糖。他认为可能是欢笑影响了激素，并促使其调整血糖状态。

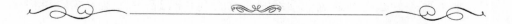

肾功能衰竭

至少41 000名患有糖尿病的美国人患有肾功能衰竭并且需要规律的透析过滤掉他们血液里的垃圾。更让人吃惊的是：来自澳大利亚考菲尔德国际糖尿病研究所的一项新调查发现，糖尿病前期患者中10%的人的尿液里都有超过正常值的被称为"白蛋白"的蛋白质。这是患有早期糖尿病的一种征兆。

在健康的肾脏中，无数被称为"肾小球"的微小血管充当着"过滤器"，将那些最终应该从你身体里排除的废物通过尿液排出。但高血糖能损害肾小球，导致肾小球失去过滤作用。最终，这种损害导致患者的肾功能衰竭。

┤第六章├

食物是思考的给养，
还是记忆的窃贼

你的大脑是窃糖贼

无论你是在计算棘手的数学题，或全神贯注于一项爱好，或正在做白日梦，或处于熟睡状态，2 000亿的神经细胞正在消失（神经细胞指的是与你全身神经共同负责思考和交际的大脑细胞）。神经细胞制造电子信号，并把它们沿着遍布全身几英里长的神经通路进行传输。它们也聚集和释放神经递质实现彼此相互交流。

现在，位于你两耳之间大约一万种不同类型的神经细胞在努力工作，处理那些让我们生活各个方面都能正常运转的信息，从作曲到呼吸，从交谈到街道漫步。

大脑所做的这些工作需要大量的"燃料"。大脑细胞消耗的糖是其他细胞的两倍——每分钟消耗掉大约80毫克，而当身体静止的时候，其他细胞所消耗的糖仅为每分钟50毫克。大脑细胞很贪婪：神经细胞和为其提供"食物"的辅助细胞——神经胶质细胞，仅仅储存大脑所需的极小比例的糖。如果从你的消化系统和肝脏得不到连续的供给（通过你的血液进行输送），你的大脑会在10分钟之内消耗掉全部储存的糖。

对你饥饿的神经细胞保持供给并使其精力充沛是你身体最优先做的工作之一。你自身也起着非常重要的作用。你身体内的神经细胞工作得更好（或者更坏）取决于你所吃的碳水化合物的质量和数量。如果你这方面已经积累了很多经验，那么你已经非常了解你所摄入的燃料——糖，能深深地影响你的思维能力。

你醒来的时候头昏眼花，以致于冲咖啡就像在参加高等粒子物理学期末考试那样困难。不知怎么搞的，当你吃了早餐（谷类食品、牛奶、果汁、爪哇鸡）20分钟之后，啊！精神萎靡不振消失了，你的思维非常敏锐和清晰。

复杂的工作项目进行了一半，你的思维没有任何的变化，你的身体没有疲倦感，但你的大脑（至少你现在需要的那部分）已经痛苦不堪了。

你吃了午餐但却希望这不是真的。你感觉很虚弱并且思维不清晰。你喝了可乐，吃了块儿糖……啊！你清晰而敏锐的思维又恢复了（尽管很短暂）。

血糖波动在短期内深深地影响着你的思维，同时在长期内能改变你大脑的健康和处理与记忆信息的能力。如果你在午餐前开了一个重要的，且时间较长的会议的话，低血糖能让你的大脑处于迟钝的边缘。随着时间的推移，高血糖和与血糖控制相关的问题能改变大脑本身——增加记忆力下降，甚至是阿尔茨海默病的风险。

阅读一些最新的关于大脑和血糖关系的突破性研究成果，为思维给养的食物不但现在能让你思维清晰，也能让你在接下来的几十年都思维清晰。

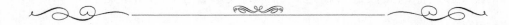

专题　抑郁与血糖的关系

抑郁能够促使糖尿病的发展，或者说糖尿病的发展要归因于抑郁吗？

美国俄勒冈州的波特兰市凯萨健康研究医疗中心的研究者们选择了1 680名来自于卫生维护组织（HMO），刚刚被确诊患有糖尿病的成员，同时也选择了1 680名同样年龄，同样性别，但没有糖尿病的成员，并且对这两组人进行了对比。他们发现，糖尿病患者确诊之前，他们比那些没糖尿病的人更容易被确诊患有抑郁。

此外，凯萨健康研究医疗中心的高级研究员格雷格·尼克尔斯博士说，当抑郁和糖尿病同时存在的时候，抑郁比糖尿病被第一时间确诊的时间早73%。

然后研究者们不确定促使两者之间产生关联的原因，但尼克尔斯博士认为两者之间的关联一定有某种理论支撑。"也许在正常葡萄糖与负责抑郁的各种激素水平有关联，比如儿茶酚胺和血清素。换句话说，抑郁和糖尿病都有共同发病基础。"

尼克尔斯博士说道："过度肥胖，久坐的生活方式和糟糕的饮食（加上一些遗传因素）导致人们患有抑郁和糖尿病，至少在某些人中是这样的。最大的悬而未决的问题是通过对抑郁的治疗能否治疗糖尿病，或者通过治疗糖尿病能否减轻抑郁的程度。"

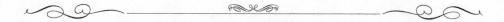

"我不能再思考任何东西了！"

如果你曾经想知道为什么当你思考一些事情很久之后能撞在墙上，神经系统科学可以告诉你答案。美国伊利诺伊州大学的教授，神经系统科学家保罗·戈尔德博士说，在紧张问题的处理过程中，海马体（大脑内处理短时记忆至关重要的海马状的突起）能耗尽本身的葡萄糖供给，并且消耗速度比大脑其他区域快得多。他说这是一项具有里程碑意义的研究。

在实验室研究中，戈尔德博士发现被喂食少量葡萄糖的老鼠在通过一个新的迷宫之后，老鼠大脑的这个重要区域的葡萄糖值明显地降低了。他还发现在糖供给下降之后，老鼠的大脑需要更多的时间去恢复。

糖是大脑的食物。在戈尔德博士做的另一项研究中，年龄为60岁的男性和女性在空腹睡了一夜之后可以选择喝含糖饮料和糖精饮料。当每个人喝了饮料之后，研究者们对他们进行了长达一个小时的一系列的标准化的记忆力检测，同时也监控他们的血糖。"在那天，喝甜的饮料的实验对象，他们的记忆力测验结果要比其他好20%～30%。"戈尔德博士说。

然而，这些发现不会把你送到离你最近的甜甜圈商店。是的，炸面圈或者糖块中的单糖能短时间阻止你的血糖（也许阻止你思维的敏锐性）。戈尔德博士说，然而定量的葡萄糖能提高你的记忆力和学习能力，高剂量葡萄糖明显会损害你的记忆力。最理想的提高记忆力的剂量也许因人而异，也许跟你最近吃的其他的食物相关，甚至跟你当时的压力值有关。

最好的食物搭配：良好的碳水化合物——全谷类、水果和蔬菜。多伦多大学的研究者们通过检测志愿者们的早餐发现，早餐喝淡水和吃谷类食物、喝牛奶、喝葡萄汁相比，后者可以比前者记住超过25%的东西。早餐喝的是甜的柠檬饮料和一碗大麦相比，后者比前者在长时记忆和短时记忆方面都要好得多。

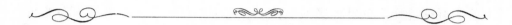

专题 低血糖治疗方案

除了饥饿之外，你脾气暴躁，几乎不能清晰地思维，并且几乎到了虚弱的边缘。那这个时候你最好的选择是什么呢？喝一杯橘子汁，以便让你的血糖快速升高；吃一个花生酱三明治，以保持血糖正常值一直到午餐。

血糖过低（医生称之为低血糖症）能让你极度紧张不安、恶心、虚弱，甚至出虚汗和糊涂。如果你患有糖尿病，并且使用降糖药，那么你的剂量可以取消，或者你的上一餐没有吃饱。如果你没有糖尿病，那么你可能患有反应性低血糖（在用餐之后，血糖值直线下降1~2小时），或者空腹低血糖（在吃过东西之后，血糖值平稳下降几个小时）。

反应性低血糖可能是一种信号：你的血糖控制系统对应激激素肾上腺素反应过度，或者你的身体在两餐之间没有释放出足够的储存血糖。同时也可能是胃分流术，一种罕见酶缺乏症，遗传性果糖不耐受症的信号。

如果你患有空腹低血糖，原因可能跟你吃的药（例如磺胺类抗生素，大剂量、经常性地服用阿司匹林），或者跟你上一餐喝的酒有关。肾病、心脏病、肝病等各种疾病也是导致你血糖降低的原因。这些疾病都可以通过医生对你的身体进行检查被发现。

对于普通低血糖的最好治疗方案是：在没有吃东西的情况下，走路不要超过3个小时，即使两餐之间吃了些小点心也不可以。吃高纤维的水果，而不是水果汁（除非你想快速提高你的血糖值）；吃全麦面包，而不是白面包；吃坚果，而不是甜品糕点。要避免吃含糖东西，尤其是在空腹的情况下。

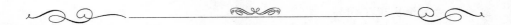

现在高血糖，将来记性差

纽约大学所开展的一项小规模、设计完美的研究最近发表声明说，血糖有问题的中老年人事实上比其他人有更多的记性差问题，同时他们的海马体也要比其他人的小。这一消息可以改变很多中年人午餐用餐的习惯。

首先，研究者们给30名年龄在53～89岁的研究志愿者进行记忆力测验。他们首先听一个故事，在经过短时间的干扰之后，让他们尽可能多地讲出他们所能够记住的故事的细节。接下来，在这些志愿者很好的休息了一个晚上转天的第二天早餐之前，通过静脉注射的方式，给他们的身体输送了相当于两个甜甜圈的葡萄糖量。然后研究者们评估身体消耗葡萄糖的速度。稍后，通过核磁共振成像来观察志愿者们大脑的样子。

其结果是：患有胰岛素抵抗的人的身体在把糖吸收进细胞的过程中会有一段艰难期，大脑中的海马体也比其他人小得多。这暗示着胰岛素抵抗不但影响大脑对信息的处理，而且也改变大脑自身的生理结构。研究者们说，通过检测发现，在记忆处理中心显示出减退征兆之前，胰岛素抵抗出现在海马体里已经有大约十年的时间了。

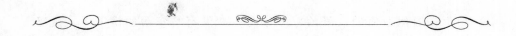

专题 | 血糖病幸存者：帕梅拉·奥尔德姆

　　美国弗吉尼亚州的自由撰稿人帕梅拉·奥尔德姆经常写一些关于健康生活方面的文章。然而直到救护车把她送到医院的那一刻，她才意识到自己的血糖出现了问题。

　　奥尔德姆经常在早上的时候感觉行动迟缓，但直到2002年秋天的某一天她才拨打了急救电话。"我开始感觉好像失去了知觉，"她回忆道。"我的女儿在学校，我的丈夫也去上班了。我的症状很像脑卒中（中风），这让我很担心，尤其这个时候就我自己在家。"

　　当救护车到达的时候，奥尔德姆说话已经含糊不清，思维混乱。在被救护车紧急送往医院的途中，一名救护人员认为应该给她做一下血糖检测。检测结果发现，奥尔德姆的血糖值是处于非常低的危险状态下的。这名救护人员立刻给她进行静脉注射葡萄糖。当救护车到达医院的时候，奥尔德姆刚才的症状已经全部消失了。

　　尽管奥尔德姆以前从来没有被确诊患有低血糖症，但是她患有低血糖病症已经好多年了，例如头昏眼花、恶心和行动迟缓。在她拨打急救电话的那个早上，她并没有吃早餐。"我从起床那一刻起就感到很不舒服，"她说道。"我感觉自己头昏眼花，就好像昨天晚上喝了好多酒，第二天还没有醒酒的感觉，或者好像睡眠严重不足的样子。然而我感觉自己身体摇摇晃晃。这简直太不可思议了。"

　　在病发的前一天晚上，奥尔德姆在上床睡觉之前吃了一块糖，这导致她的血糖升高。当她睡觉的时候，血糖开始下降。当她第二天醒来的时候，血糖已经消耗完。

　　为了恢复自己的血糖，奥尔德姆现在每日多餐少食，并且尽量避免食用单糖，例如糖块和巧克力，尤其在空腹和深夜的时候。在早上，她通常食用很多碳水化合物食物，例如高纤维的谷类食物和全谷物土司，以帮助身体稳步提高血糖。如果她开始感觉摇摇晃晃，她会喝一杯橘子汁或者苹果汁，用来平衡身体的血糖。

"我现在非常注意自己的饮食，并且很注意用餐的时间，"奥尔德姆说道。"我不得不承认尽管我经历了生与死的考验，但改变原有的生活习惯真的很难，比如每日吃合适的早餐。但现在我知道，正确的早餐是必要的。"

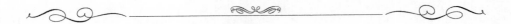

研究者们甚至研发出了大脑扫描计算机程序。这个程序能提前十年预测人们是否患有阿尔茨海默病的风险。这个系统对从海马体上获取的葡萄糖进行测量。一项为期9～23年的、对53名志愿者的跟踪调查研究发现，那些大脑使用葡萄糖低于15%～40%的人记忆力会持续出现程度不等的问题，范围从大脑的轻度损伤到阿尔茨海默病。

这项研究对患有糖尿病的人有着特殊意义。因为他们患有阿尔茨海默病风险的概率比其他人高出2倍，同时也处于与年龄相关的记忆力问题的高风险之中。

哈佛大学医学院的研究者们对2 300名70岁的女性进行了记忆力与心智功能检测。他们发现，糖尿病患者在记忆力与心智功能方面出现问题的风险概率比其他人高出2倍。调查者们估计糖尿病让你的大脑至少提前4年开始退化。在中年的时候，采取一些办法来降低血糖（通过健康的饮食和运动）能够保护你的大脑。

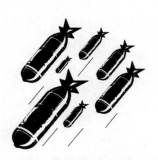

无论你是在厨房、自助餐馆、还是在饭店，你最终选择吃什么的小小的决定基本上就决定了你的血糖水平是否可以保持平稳。

第三部分

· 饮食计划 ·

| 第七章 |

好好吃饭一样可以
控制体重

　　让我们从选择健康的碳水化合物，来保持血糖值稳定且较低开始吧！在日常饮食中，我们也可以吃一些健康的脂肪，比如坚果类食品（或者花生酱）和鱼；还可以吃精致的蛋白质食品、强健骨骼的食品；另外，吃些牛奶、酸奶和奶酪也不错（或者巧克力蛋糕、葡萄酒、辣味薯条还有布法罗辣鸡翅）。

　　血糖病解决的饮食计划可以帮助你很快减轻体重，坚持这个计划还可以让你远离各种健康问题的困扰，比如心脏病、脑卒中（中风）、糖尿病、癌症和记忆力减退等。我们平常食用的食谱都是特别美味的，但是看起来并不那么健康，也不是一种养生的低热量食谱。

　　早餐吃一个配芦笋的蛋卷，再吃点儿奶酪怎么样？午餐吃个烤牛肉三明治如何？晚餐吃茄子，再吃点儿帕萨米奶酪配玉米粥怎么样？甜点就吃巧克力碎曲奇吧！这一天的饮食不错吧！这可是最新的营养学和减重研究的成果。这项新研究致力于为人们提供良好的饮食计划，帮助人们减轻体重，使身体更加健康。

我们的这些食谱是糖尿病专家、营养学家安·菲坦缇的研究成果。菲坦缇也是西雅图瑞典医学中心、约瑟琳糖尿病研究所的运动心理学家，她的目标是满足你的食欲，从而控制对间食的需求，转变身体燃烧脂肪的方式，完善人体血糖控制系统。在前面的章节中，你已经学到了如何根据血糖病解决办法来改善一日三餐。在饭店吃饭时也要严格遵守这个饮食计划，在饮食中加些糖类食品或者其他小食，坚持一个月，会让你的身心健康都有明显变化，体重也明显减轻。

本章列出了饮食计划的五个主要内容。我们把它们称作血糖病解决办法饮食计划食物群。本章也告诉读者这些研究的基础。那么让我们开始吧！

健康攻略1：水果、蔬菜和全麦食品的价值

1. 分量指导

每日需要吃2～4分量的水果，4～6分量的蔬菜和4～6分量的全麦食品。这些要占你每日摄入热量的50%～60%。

2. 食谱

多种多样的新鲜食品，比如苹果、鳄梨、梨、芦笋、红辣椒、沙拉、甜豌豆和新鲜的大豆，再加点儿生蔬菜。

蓝莓奶昔、红梅馅饼、草莓馅酥饼里面的水果。

美味的素菜，比如蒜蓉菜花配洋葱、烤碎土豆、烤土豆条、茄子配帕萨米奶酪和鲜笋都可以。

高品质的全麦食品，比如藜麦配辣椒、意面、大麦配春天的新鲜蔬菜，早餐可以吃些华夫饼、法式薄饼、吐司、英式松饼和热麦片。

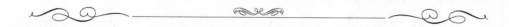

专题 5种有助于控制血糖的方法

以下5种对策可以帮助减小每餐饭对血糖的影响：

1. 每餐中加些豆制品。如果你只有时间做些速食米饭，那么就在里面加些豆制品吧！在饭里加些低血糖指数的食物吧！

2. 每餐中配些健康脂肪。早餐吃百吉饼吗？加一勺花生酱吧！脂肪可以减小血液吸收糖类的速度。

3. 来点奶酪条和鸡柳。把食物的热量控制在100千卡（约418千焦）以下，选择一根奶酪条和几块鸡肉罐头比较健康。这些食物要比一些有可能使血糖升高的小食好得多。和脂肪差不多，蛋白质可以降低糖类被吸收的速度。

4. 沙拉配沙司。午餐或晚餐要先吃沙拉配沙司，沙拉要选用绿色蔬菜，比如冻青豆，半杯蒸好后凉透的红土豆。亚利桑那州立大学的营养学家们发现醋可以抑制血糖在饭后快速升高。他们猜测，醋酸和酶相互作用可以破坏碳水化合物。每餐两勺醋就可以控制血糖。

5. 撒点儿肉桂粉。每日食用些肉桂粉，三餐一共食用半勺就可以促进体内的胰岛素分泌，从而加快葡萄糖的消化。这是位于马里兰州的美国农业部贝茨维尔人类营养学研究中心的研究成果。肉桂中含有一种叫做查尔酮的聚合物，该物质可以促进细胞吸收葡萄糖，并且快速转化为能量。通过这种物质的作用，血糖可以保持在一个较低的水平。

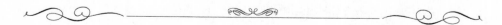

3. 对于血糖的益处

人体消化低血糖指数碳水化合物，比如新鲜水果、蔬菜、全麦食品的过程很缓慢，在几个小时的消化过程中，这些食物生成的糖也很少，这也意味着糖类进入血液循环的速度很慢。益处：使血糖和胰岛素处于很低的水平。相反，升高血糖指数的食物，比如白面包、蛋糕和甜甜圈，可以使血糖在短时间内快速升高，从而使人体释放出大量的胰岛素。

最新研究表明，低胰岛素水平与患2型糖尿病、心脏病及记忆力减退息息相关，胰岛素水平越低，患这些病的风险就越低。波士顿儿童医院正在进行一些最前沿的血糖指数、人体健康和体重的科学研究，通过对23名年轻人的调查研究，科学家们发现，食用低血糖指数饮食计划的人要比食用高血糖生成指数食谱的人健康得多。

值得一提的是，食用低血糖指数食谱的人体内用于保护心脏的高密度蛋白质明显升高（比食用高血糖生成指数食谱的人高一个百分点），而体内的低密度蛋白质减少了20%，这使得危害心脏的甘油三酯减少2倍，同时胰岛素的敏感度提高了20%甚至更多。低血糖指数饮食可以减少C反应蛋白（一种可以导致发胖的物质）。我们知道，人体发胖更易导致心脏病和糖尿病。

内布拉斯加州奥马哈市的克雷顿大学克雷顿糖尿病研究中心主任马克·兰德尔说："血糖生成指数对糖尿病患者来说，最值得注意的就是它可以帮助我们控制血糖和胰岛素，同时它对食欲的作用可以控制患者的体重，减轻体重可以缓解2型糖尿病。"

水果、蔬菜和全麦食品都有降低胆固醇的作用，并且含有有助消化的纤维。这些食品中还含有大量的天然抗氧化物质，可以防止人体细胞受到游离的氧离子的破坏。氧离子可以使人体更容易患上心脏病和癌症。

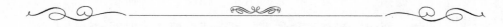

专题 血糖生成指数的秘密

血糖生成指数的概念产生于20世纪80年代，由多伦多大学的科学家们首先提出，目的是测定血糖值。根据血糖生成指数，科学家们可以给食物分类。高血糖生成指数碳水化合物可以使血糖值和胰岛素水平升高；低血糖生成指数碳水化合物可以使血糖值保持稳定，从而使胰岛素保持低水平。这样人就能长时间有饱腹感，少一些对间食的需求。这样可以降低患2型糖尿病、心脏病、脑卒中（中风）、癌症和记忆力减退等病的概率。

血糖生成指数可以针对所有碳水化合物食品，根据其对血糖的影响定下一个数值。血糖生成指数低于55的食物能引起人体变化的可能性很小，而指数在55～70之间的食物可能引起血糖升高，指数在70以上的食物能迅速引起血糖升高。

为什么碳水化合物对血糖有着如此迥异的作用？不论碳水化合物最初形式是什么——牛奶中的乳糖，百吉饼里的淀粉，糖果里的蔗糖——最后，人体都会将其转化为葡萄糖。人体对碳水化合物的消化作用时间越长，血糖升高的速度就会越慢，那么在血糖生成指数系统里，该事物的指数值就越低。

有一些因素可以使碳水化合物的血糖生成指数较低，比如是否含有黏稠纤维（燕麦和豆子），淀粉颗粒的大小（精致面粉的血糖生成指数要高于粗制面粉），淀粉被烹饪的程度（劲道的意面要比煮软的意面血糖生成指数低），以及是否含有酸（醋沙司）或者脂肪（人造黄油），这两种食物可以减缓血糖的吸收。

请记住，血糖生成指数描述了碳水化合物的生成系数，但是没有描述其在食物中的量。我们的饮食计划需要考虑食物中糖类物质的含量，这才是真正影响血糖的因素。为什么这很重要呢？一些健康食物对血糖的影响很小，比如胡萝卜和西瓜，但是这些食物含有的碳水化合物属于高血糖生成指数一类。然而，这些食物含有的碳水化合物很少，它们的主要成分是水和纤维。如果把这样的食物归为不健康一类，那就大错特错了。

下面我们来浏览一番，看看一些常见的血糖生成指数食物。

高血糖生成指数食物		低血糖生成指数食物	
法式面包	95	纯全麦面包	53
软心豆粒糖	80	杏干	31
土豆粒或烤土豆	73～85	烤甘薯	54
椒盐饼干	83	爆米花	55
带馅面包	74	罐装烤豆子	48
香草威化	77	燕麦曲奇	55

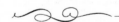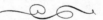

4. 减重收益

如果你有胰岛素抵抗症（也许你真的有这种症状，因为每两个超重的美国成人中就有一个人有这种情况），那么你体内的细胞会忽略胰岛素发出的需要吸收血糖的信号，使体内的胰岛素水平随之升高，导致糖强行进入细胞内。这种情况让患胰岛素抵抗症的人减轻体重变得很困难。胰岛素产生的激素促使细胞贮存更多的热量，这些热量会变成脂肪，而该种激素同时阻止人体燃烧脂肪。

这该怎么办呢？低血糖指数，低热量的饮食计划可以帮助你。近来，新英格兰塔夫茨大学医学研究中心做了一项实验。实验选择了39名超重的女性和男性，这些参与者都有很好的胰岛素水平。

他们在坚持了低血糖指数饮食计划6个月后，平均减重22磅（约10千克）；比起食用高血糖生成指数食谱的人，多减轻了9磅（约4千克）体重。低胰岛素水平似乎可以锁住脂肪细胞，从而使多余的脂肪最终被燃烧掉了！

其他实验表明，低血糖指数饮食可以保持人的代谢处于活跃状态，正如大多数减重饮食计划一样。事实是，任何低热量饮食都可以减慢人的新陈代谢。

然而，波士顿儿童医院的研究人员发现，使用低血糖指数食谱的成年节食者要比使用高血糖生成指数且低血糖指数食谱的成年节食者每日多燃烧80千卡（约335千焦）热量。使用低血糖指数的节食者感到自己精力很充沛，也可以很自信地将节食进行下去，并且加强锻炼。

低血糖指数饮食可以帮助降低对间食的欲望。"血糖生成指数并不完全适用于每个有体重问题的人。"波士顿塔夫茨大学营养学教授苏珊·罗伯茨说："撇开科学研究，我个人很确信一点，那就是低血糖指数饮食可以帮助人们减轻体重。我和我丈夫早餐的血糖生成指数相对较高，我们吃的是燕麦片，但是我们两个人在饭后两小时后总是感觉很饿。我一直想血糖生成指数和我吃的东西，渐渐我发现，吃血糖生成指数高的食物，比如百吉饼啊，土豆泥啊什么的，更容易饿。"

健康攻略2：优质蛋白质

1. 分量指导

每餐都要吃一些蛋白质，大概占到每日热量总量的15%～25%。

2. 食谱

①可以吃蛋卷和带馅儿的煎蛋卷。

②辣味扁豆汤、炖豆子或者烤豆子都是很好的选择。

③吞拿鱼三明治、鸡肉三明治、火鸡三明治加上烤蔬菜配低脂奶酪。

④很受普通家庭喜爱的菜肴，比如烤鸡、烤牛排、烤小排、调味面包粉炸鳕鱼、蛤蜊浓汤、帕玛森乳酪配鸡肉、虾饼或蟹饼。

⑤各种砂锅菜，例如牛肉馅茄盒、墨西哥卤汁面条等。

⑥非肉类蛋白质食品，比如全麦意面、酸奶、全麦麦片配坚果和花生酱。

3. 对于血糖的益处

哥本哈根皇家兽医农业大学的研究者们通过对25名丹麦男性及女性的研究发现，在将他们的日常饮食摄入的热量总量中的蛋白质所占比重提高到25%后，比起经常食用碳水化合物食品的人，他们肚腩上的脂肪减少了10%，肚腩上的赘肉是比较危险的腹内脂肪堆积的结果，这种情况很容易引起糖尿病和心脏病。

还没有人知道为何多食用蛋白质可以有效地减少腹部脂肪。一个比较合理的解释是，高蛋白质摄入可以抑制人体释放焦虑激素皮质醇。这种皮质醇可以使脂肪更多地堆积在腹部。皮质醇越少，堆积脂肪就越少。

4. 减重收益

多吃点儿蛋白质，就会有较强的饱腹感，也可以使饱腹感保持较长的一段时间。

密歇根罗彻斯特肥胖研究中心做了一项新的研究：30名女性早餐吃的是2个鸡蛋和吐司面包，比起吃百吉饼和奶油芝士的人，她们在这之后摄入的热量少了274千卡（约1 147千焦）。多吃鸡蛋的人甚至在第二天摄入的热量也少很多。研究人员称，鸡蛋是要比面包和百吉饼更令人满意的食物。

不论我们摄入的蛋白质来源是什么，肉也好，鸡蛋也好，奶制品也好，或者坚果也好，都可以刺激人体的新陈代谢，这种刺激可以持续到饭后3个小时，并且蛋白质对新陈代谢的刺激水平要比碳水化合物和脂肪对新陈代谢的刺激水平高，因此，多吃蛋白质可以促进人体多消耗热量。

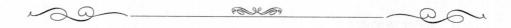

专题 **血糖病解决办法血糖生成指数表**

你根本没必要在选择吃什么之前去找来血糖生成指数表看。这个指数背后的科学依据很复杂，那么有一条最基本的原则：最好的办法就是多吃蔬菜、水果、足够量的全麦食品。少吃土豆，少喝果汁和其他加工过的甜水果，比如水果罐头，或是精致的谷物食品。

有些食物，比如胡萝卜和西瓜，含有的碳水化合物很少，因此其实际对血糖的影响是很小的。在食用低血糖生成指数食品时要有节制，例如薯条，含有的脂肪和热量很多，但是它们中所含的营养物质很少。

意大利面			
食物名称	血糖指数	食物名称	血糖指数
黑米意面	92	团子	68
盒装奶酪通心粉	64	意式细面	58
硬质小麦面条	55	奶酪饺子	50
意式扁面条	46	白面条	41
肉馅饺子	39	全麦面条	37
意式细面	35	意式宽面	32
豆制面条	26		

谷类食品			
食物名称	血糖指数	食物名称	血糖指数
即食米饭	91	小米	71
玉米片	68	白米饭	68
粗麦粉	65	黑米	55
荞麦	54	碎干小麦	48
速煮米	47	珠状大麦	26

麦片			
食物名称	血糖指数	食物名称	血糖指数
泡米	88	玉米片	84
泡麦片	74	麦粉	70
麦片碎	69	即食燕麦	66
老式燕麦	59	燕麦麸	55
全麦麸	42		

奶制品			
食物名称	血糖指数	食物名称	血糖指数
冻豆腐甜点	115	冰激凌	61
水果甜酸奶	33	脱脂牛奶	32
全脂牛奶	27	人造甜酸奶	14

豆类食品			
食物名称	血糖指数	食物名称	血糖指数
蚕豆	79	罐装芸豆	52
罐装烤豆子	48	罐装黑白斑豆	45
豇豆	42	罐装鹰嘴豆	33
青豆	32	黄斑豆	32
棉豆	31	青扁豆	30
芸豆	27	红扁豆	26
黄豆	18		

水果			
食物名称	血糖指数	食物名称	血糖指数
西瓜	72	菠萝	66
甜瓜	65	葡萄干	64
橙汁	57	芒果	55
香蕉	53	猕猴桃	52
柚子汁	48	菠萝汁	46
橙子	43	葡萄	43
苹果汁	41	苹果	36
梨	36	草莓	32
杏干	31	桃子	28
柚子	25	李子	24
樱桃	22		

蔬菜			
食物名称	血糖指数	食物名称	血糖指数
欧洲萝卜	97	烤土豆	85
即食土豆碎	83	法式炸薯条	75
南瓜	75	胡萝卜	75
新鲜土豆碎	70	甜菜	64
煮土豆	62	新鲜玉米	59
红薯	54	山药	51
青豆	48	番茄	38

烤制食品			
食物名称	血糖指数	食物名称	血糖指数
法式面包	95	华夫饼	76
全麦脆饼	74	凯撒面包	73
百吉饼	72	玉米饼	70
脆面包片	70	白面包	70
全麦面包	69	玉米饼皮	68
蛋糕	67	羊角面包	67
全麦饼干	67	全麦面包	65
薄脆饼干	65	糠麸饼	60
全麦饼	57	燕麦曲奇	55
南瓜面包	4		

小吃及其他			
食物名称	血糖指数	食物名称	血糖指数
法国脆饼	83	蛋糕	82
香草威化	77	玉米粉脆饼	74
玉米粉片	72	食糖	65
爆米花	55	薯片	54
巧克力	49	巧克力花生糖	32
豆奶	31	花生	14

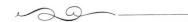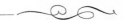

健康攻略3：对骨骼和心脏有益的奶制品

1. 分量指导

在实施计划的大部分时间里，每日需要食用2分量的奶制品。奶制品中的热量可以算作你每日摄入蛋白质、脂肪，甚至碳水化合物的限定量，因为牛奶中含有上述所有物质。

2. 食谱

蓝莓酸奶奶昔配小吃，清凉爽口，完美结合了酸奶绵绵的口感和水果香甜的味道。

仅含1%奶脂的牛奶。

在我们提供的菜单中，经常出现奶酪，感觉奇怪吗？比如奶酪配鸡肉、帕玛森奶酪配茄子、蔬菜三明治还有帕玛森奶酪意面，或者在香蒜沙司鸡肉比萨上撒一层山羊奶酪或亚尔斯贝格奶酪。

3. 对于血糖的益处

奶制品可以帮助我们防止代谢综合征。代谢综合征是一种糖尿病前期症状，可以诱发心脏病、脑卒中（中风）、高血压、2型糖尿病、癌症及记忆力减退。一项多个研究中心合作，对3 157名男性和女性进行长达十年的研究发现，每日食用一定分量的奶制品使他们的胰岛素抵抗降低了21%。

当然，钙对于保持骨密度也是必需的。这也是为什么血糖病解决办法食谱建议大家每日至少摄入500毫克的钙，这样才能保证人体骨骼的强健。我们为大家提供的食谱保证每日钙的摄入量为850毫克，这个摄入量可以从每日2分量的奶制品和其他一些食物中获得。如果你是19～50岁之间，那么每日就需要摄入1 000毫克的钙；如果超过50岁，每日钙的摄入量就要达到1 200毫克。

敬告：确保每日钙的摄入比较平均，人体每次只能至多吸收500毫克的钙。

4.减重收益

在一个控制热量的饮食计划中，奶制品中的钙（或营养品）对减重起到十分重要的作用。我们先不管最近的有关牛奶是否能帮助减重的争论，田纳西大学营养研究所做的两个研究发现，如果你在每日的饮食中一直没有摄入足够量的钙，那么增加钙的摄入量可以很好地帮助减重。

其中一项研究的参与者是32名肥胖女性及男性，每日通过减少500千卡（约2 093千焦）的热量摄入量来减重，再每日增加了800毫克钙的摄入后，减重效果更好了。而后他们将钙的摄入量提高到1 200～1 300毫克，减重减脂效果更佳。另外一个研究的参与者是34名肥胖人士，比起每日食用1分量酸奶，他们每日食用3分量酸奶，减重效果十分明显。

健康攻略4：健康脂肪有益心脏、思维和味蕾

1. 分量指导

每日可以从脂肪中获取25%～30%的热量，包括每日摄入的一定分量的人体必需的健康脂肪。

2. 食谱

Ω－3脂肪酸存在于烤鲑鱼、什锦麦片和奶昔中的亚麻籽、胡桃和巧克力蛋糕。

单一不饱和脂肪酸存在于花生酱、杏仁酱、橄榄油、烹饪用菜籽油中，是一种健康的脂肪酸。花生酱曲奇、鳄梨沙拉、鹰嘴豆泥配生蔬菜还有腰果（或其他坚果）中也含有单一不饱和脂肪酸。不要食用反式脂肪酸，可以食用少量饱和脂肪酸。

3. 对于血糖的益处

早期研究发现，每日摄入足够量的Ω－3脂肪酸可以缓解慢性炎症。慢性炎症可以引发代谢综合征和糖尿病。同时，健康

的脂肪酸也被证明是防止由代谢综合征引起的健康问题的有效物质。

每周食用一定量的鱼类食品（鱼肉中含有丰富的Ω-3脂肪酸），例如鲑鱼、沙丁鱼或者马鲛鱼，可以使患心脏病的风险降低40%。

美国心脏协会建议大家每周食用2分量的Ω-3脂肪酸。布里格姆妇女医院进行了一项长达12年的研究，在对4 800名参与者做了大量研究之后，科学家们发现，每周吃1～4次鱼的人患心房颤动的风险要比不吃鱼的人低28%。心房颤动会干扰心脏跳动节律，引发疲劳及气短。

美国西北大学的科学家们分析了8项研究，这8项研究涉及200 575人。分析结果显示，每周食用一次多脂鱼（例如鲑鱼、马鲛鱼和鳕鱼）就可以使患缺血性脑卒中（中风）的风险降低13%。缺血性脑卒中（中风）是一种最常见的脑卒中（中风），常由血栓引起。一项哈佛大学对727名女性的研究发现，几乎每日都吃多脂鱼的人，其血小板细胞附着血管壁的血液水平，要比每个月只吃三次鱼的人低7%～8%。

根据芝加哥拉什长老会、圣卢克医学中心的一项研究，每周吃一次鱼可以降低患阿尔茨海默病的风险。研究人员收集了年龄段在65～94岁的815个人的饮食信息，在研究开始时，这些人都不患阿尔茨海默病。

在接下来的4年中，研究人员始终跟踪调查，其中有131人得了阿尔茨海默病，这些患病的人几乎不吃鱼，而每周吃一次鱼的人患病风险降低了60%。

76

　　植物性Ω－3脂肪酸也对心脏健康有益处。强有力的动脉能保持血液输送稳定。西班口腔科学家表示，多吃胡桃可以保持血管的活力。他们给出了两种有益心脏的饮食计划，两种计划只有一点不同：其中一种计划每日食用8～13个胡桃，坚持四周后，可以使血管动力增强64%，并且使可以导致动脉粥样硬化的血液黏稠物减少20%。在所有坚果中，只有胡桃含有较多对心脏健康有益的Ω－3脂肪酸。

　　同时，杏仁含有丰富的纤维、单一不饱和脂肪酸和抗氧化维生素E。抗氧化维生素E可以使患心脏病的风险降低12.5%。哈佛大学做过一项研究，跟踪调查了83 000名16年来没有过糖尿病、心血管疾病或癌症病史的妇女，该研究发现，与几乎不吃或很少吃胡桃的人比起来，每周至少食用5次胡桃的人患2型糖尿病的风险降低了30%；与几乎不吃花生酱的人比起来，每周至少食用5次花生酱的人患2型糖尿病的风险降低了20%。

4. 减重收益

　　65名超重的男性和女性坚持每日1 000千卡（约4186千焦）的饮食计划一周后，间食吃杏仁的人体重减轻18%，然而吃碳水化合物小食（例如脆饼、烤土豆和爆米花）的人体重只减轻了11%。常吃坚果的人腰围减小了14%；常吃碳水化合物小吃的人腰围减小了9%。

　　加利福尼亚杜瓦迪希望医院国家医学中心的研究人员猜测，杏仁中含有的蛋白质、脂肪和纤维可以使人保持较长时间的饱腹感，而且杏仁中的热量并不是全都被吸收，这是因为这种坚果有较坚硬的外壳。

健康攻略5：给零食留点儿肚子

1. 分量指导

每日都可以至少吃1份零食！

2. 食谱

葡萄酒——可以来一杯红葡萄酒或者白葡萄酒，还有，怎样在其他几天中将热量融到酒里。

真正的甜点是充满烹饪的乐趣，并且吃起来根本没有罪恶感，包括巧克力碎曲奇、红莓馅饼、巧克力蛋糕、南瓜巧克力面包还有大米布丁。

小吃时间来点儿玉米饼、蔬菜，午餐吃点儿烤干酪玉米片、拿鲜虾蘸芥末和布法罗开胃菜。

其他的小吃，比如低脂冰激凌或者果汁雪糕、奶酪条和爆米花等。

3. 对于血糖的益处

我们通常将甜食和脂肪、纤维、蛋白质配在一起吃。这种搭配方式可以减轻甜食对血糖的影响，也可以减少热量。因此吃这些不会让你腰围变粗（腰围增粗会引发胰岛素抵抗症）。我们充分利用这些被轻视的糖的特性（没错，我们建议的甜食都需要用真材实料）：分量固定，食糖中的碳水化合物对血糖的影响较小，而白面包、意面和很多早餐麦片中以淀粉形式存在的碳水化合物对血糖的影响较大。中等大小的自制小吃或者在蛋卷或草莓上撒一点糖并不会让人发胖（但是要定量，食用过量的糖会增加热量）。

我们必须提醒读者，尽量不要饮用玉米果糖含量高的饮料。这些高热量饮料会让你越喝越想喝，这样会导致超重和其他如糖尿病等健康问题。

4. 减重收益

我们坚信，定时定量食用小吃可以帮助你更好地坚持减重计划。请保存好本书提供的美味的甜点，用于更好地坚持减重和控制热量的计划。

我们为大家提供了很好的低脂肪含量烹饪材料（例如低脂奶油奶酪），或者也可以用人造蔗糖。这样我们可以使用真正美味的食材，比如巧克力、黄油和定量的糖。这些解决血糖病问题的甜点吃起来非常不错。你会感觉吃的很满足。我们使用同样的策略来制订开胃菜食谱。同样，这些开胃菜也不会影响你减重。

┤第八章├

30种首选食品与减重
策略30条

燕麦片、吐司还是果冻？意面、烤鸡还是蔬菜？新鲜蓝莓还是巧克力圣代？

无论你是在厨房、自助餐馆，还是在饭店，你最终选择吃什么的小小的决定基本上就决定了你的血糖水平是否可以保持平稳，或是上升，或是降低超重的风险，是否感到疲惫，以及其他一系列主要的健康问题。

把本章当作一个营养小抄，为大家提供了实用的饮食方法，可以帮助大家踏上控制血糖之路。本章为大家讲解了30种营养学小窍门，这些小窍门会影响你现今对饮食和血糖关系的想法，比如高蛋白饮食、健康和不健康碳水化合物、血糖生成指数，给自己的日常饮食加些甜食等等。

你可以很快地发现这些小窍门很方便、很容易实践。然而，请记住，你越经常实践这些建议，你的血糖水平就会越稳定，身体就会越健康。

策略1：快找找含纤维的食物

大家都知道蔬菜和水果对健康的重要性。但是我们还是想提醒大家，如果你正在尝试减肥或者控制血糖，那么膳食纤维是你的好伙伴。最新研究表明，糖尿病患者每日食用50克膳食纤维（特别是可溶性膳食纤维，例如苹果和燕麦）就可以很好地控制血糖。

膳食纤维对人体健康十分重要。最近，美国糖尿病协会建议糖尿病患者或有患病风险的人们每日食用50克膳食纤维（本章稍后会告诉大家怎样食用纤维营养片来达到这一建议量）。美国食品及营养委员会最近规定了健康成人每日所需膳食纤维量，请将这些指导建议作为日常膳食纤维摄入量的最低标准：50岁之前，男性需要35克，女性需要25克；50岁之后，男性需要30克，女性需要31克。

1. 平日多吃含有可溶性纤维多的食物。研究人员猜测，可溶性纤维对于葡萄糖的控制起到至关重要的作用，因为可溶性纤维可以形成一层厚厚的胶状物，这种胶状物会影响碳水化合物和葡萄糖的吸收。其结果就是：较低的血糖水平和胰岛素水平以及可控性较强的糖尿病。

含可溶性纤维的食物包括橙子、柚子、李子、甜瓜、木瓜、葡萄干、青豆、南瓜、燕麦、燕麦麸和燕麦卷，其他含有可溶性纤维较多的食物有大麦、大豆、草莓、苹果（苹果皮就是一种可溶性纤维）。

2. 为了获得更多的营养物质、食物纤维，每日要食用5分量的蔬菜和4分量的水果，让你的餐桌丰富起来。这一点儿也不难办到，早餐加个新鲜水果，午餐来份大份沙拉（2分量）和水果，晚餐加点儿蔬菜、水果做甜点。选食材的时候要挑新鲜的，容易烹饪的东西，不要选配好调味汁的冷冻蔬菜，那样的东西碳水化合物、盐和反式脂肪酸的含量都很高。

策略2：多吃豌豆

不光要多吃豌豆，其他种类的豆子也要吃。豆类食品的纤维含量很高。除了早餐可以吃的麦片粥和麦麸，豆类食品是我们可以找到的纤维含量最高的食物。高纤维饮食可以减少糖尿病和心脏病的发生概率。有研究表明，只要每日食用3.4盎司（约96克）的豆类食品就可以帮助糖尿病患者控制血糖水平。豆类食品中的可溶性纤维尤其高，可溶性纤维可以降低胆固醇水平，而且豆类食品中含有的叶酸可以降低高胱氨酸水平，高胱氨酸也是引发心脏疾病的原因之一。

理想的计划是每周食用5次甚至更多次豆类食品。豆类食品可以给任何菜肴添加蛋白质和纤维。豆类食品也可以配沙拉吃，或是配烤土豆和辣味蔬菜吃，也可以把豆子碾碎涂在三明治上。如果你储存了各种豆类，那么你就总能做出美味又健康的晚餐来。如果你存了好多罐装豆类食品，那么请记住，食用前冲洗干净，因为罐装豆子都是泡在高盐液体里好久的。

下面给大家一些建议。

1．多备些速食豆子汤。一项参与者有10 000人的国家级研究项目表明，每周食用4次豆子、豌豆或是小扁豆可以使心脏病发病率降低22%。速食豆子汤很方便，6分钟就可以做好，并且还不用洗盘子。一些比较好的品牌有：五颗神奇豆子热量240千卡（约1 005千焦）、1.5克脂肪、12克纤维；神奇豌豆热量220千卡（约921千焦）、1克脂肪、9克纤维；还有克诺尔爱心小扁豆热量220千卡（约921千焦）、2克脂肪、8克纤维。

2．来一起做一个美味可口的西南蛋卷吧。取1/4量杯罐装或成品黑豆，玉米仁、碎辣椒、番茄块和葱花各2勺，1勺墨西哥胡椒，1勺干芫荽叶，还有1/4勺干茴香。这些东西足够卷一个用3个鸡蛋或者1杯半鸡蛋代替品做的蛋卷了。

3．用半杯煮好的四季豆和黑豆，1杯碎菠菜和碎蘑菇做比萨的浇头。如果想吃肉，就加点儿火鸡肉配意大利腊香肠吧。

策略3：多吃麦片和谷物食品

对我们的身体来说，精制白面粉在饮食中的作用和糖是一样的。相反，全谷物食品不仅可以降低患心脏病、脑卒中（中风）和癌症的风险，也可以降低患糖尿病的风险。

最近，芬兰的科学家通过对年龄段在40～69岁的2 286名男性和2 030名女性长达十年的研究后发现，与通过多吃水果和蔬菜获取纤维的人比起来，以吃全谷物食品，例如燕麦卷、黑麦、大麦、小米和荞麦片为主要纤维来源的人患2型糖尿病的风险要低61%。

麦片中的纤维能以某些方式帮助抵抗2型糖尿病，与如白面包一类的简单碳水化合物比起来，纤维含量高的碳水化合物消化和吸收得比较慢，因此会降低对胰岛素的需求。另外，可溶性纤维在肠道内流动的速度很快，这使碳水化合物被吸收的时间减少许多。然而，全谷物食品中的其他成分，例如木酚素、三烯生育醇和肌醇六磷酸，这些都有可能帮助降低患2型糖尿病的风险。

以下是几种可以很快就做好的美味全谷物食品。

1.如果你已经在吃全麦面包并且想有一些改变的话，那么就试试黑麦面包吧。上面提到的芬兰的那项研究中，参与者们就是吃的黑麦食品。

2．选择全麦意面会更好，比如小麦，但是其他选择也不错，比如藜麦和荞麦（日本荞麦面就很不错）。可以在大型超市或者健康食品店买到这些东西。

3．在辣椒里塞上烹饪好的碎小麦干、豆子、蘑菇、芹菜和罗勒叶会很棒的。

4．在酸奶里加入小麦芽，或者将小麦芽洒在沙拉上。

5．0.5千克肉加入1量杯小米，做对心脏健康有益的美味肉馅糕。

6．在沙拉里加入藜麦、香芹碎、黄瓜、番茄和蒜末，再配上橄榄油和柠檬汁。

策略4：坚守你的"脂肪预算"

尽管长期以来美国盛行低脂肪饮食，实际上人们日常饮食中的脂肪含量一直在提高。女性平均每日摄入脂肪量大约为65克，这个量实在是过高了。

在1 800千卡（约7 535千焦）的饮食计划中，只有25%～30%的热量来源于脂肪，这也就意味着我们只能摄入50～60克的脂肪。而且有50克的脂肪必须是健康脂肪，比如橄榄油、菜籽油（单一不饱和脂肪酸酸）和多脂鱼（Ω–3脂肪酸）。

也许你已经开始喝脱脂牛奶，吃低脂奶制品了。那么你也应该开始去掉猪肉和牛肉中看得见的脂肪，吃禽类的时候要去皮。以下是一些减脂策略。

1．平均分配每日摄入的脂肪。少量脂肪可以帮助人体从蔬菜和水果中吸收溶脂营养物质。

2．每日喝点儿葡萄酒，或柠檬汁、橙汁、番茄汁等，每日食用植物类香料和辣味调味品，烹饪蔬菜的时候用肉汁代替黄油。

3．别一点儿脂肪都不要，人体也需要脂肪。只要注意食用健康脂肪，并且定量食用，就没有问题。

4．不再吃高脂肪含量肉类，比如肋排和香肠（每小分量含脂肪8克），或是其他脂肪含量更高的牛肉、猪肉和羔羊肉（每分量含脂肪5克）；可以吃脂肪含量较少的肉类，比如去皮鸡肉、火鸡胸肉、鱼肉、瘦猪肉，或是精牛肉，这些食物中每分量的脂肪含量只有3克甚至更少。

5．食用低脂奶酪。低脂奶酪现在吃起来味道也很不错，并且每片1盎司（约28克）的低脂奶酪可以让你少摄入5克脂肪。

6．多吃蛋清，少吃蛋黄。两个炒蛋中含有5克脂肪，而两个炒蛋清只含有少于1克的脂肪。

7．尽量不要用沙拉吧提供的勺子取用沙拉调味料，因为他们一勺沙拉调味料中含有32克脂肪！用自己的规格合适的勺子，这样你可以少摄入24克脂肪。

策略5：吃海鲜，减脂肪

多年以来，我们都知道脂肪过多可以引发心脏病、高胆固醇和肥胖。但事实上，一定量的健康脂肪可以防治这些疾病。

Ω−3脂肪酸可以有效帮助降低低密度蛋白质胆固醇，同时增加体内的高密度蛋白质胆固醇；也可以降低甘油三酯（一种血液内的脂肪）；还可以降低患血栓的风险。这对人们来说是好消息，特别是对于糖尿病患者，因为糖尿病患者更容易患上心脏病。

人体不能产生Ω−3脂肪酸，我们只能通过食物来获取。鱼类和植物中都含有这种物质。鱼类可以为人体提供很重要的Ω−3脂肪酸——十二碳五烯酸（EPA）和二十二碳六烯酸（DHA）。比较好的选择有鲑鱼、马鲛鱼、沙丁鱼、鳕鱼、小银鱼、虹鳟鱼和海豚。

如果你一定要吃金枪鱼，那么就选择水浸罐头。罐装金枪鱼含有的Ω−3脂肪酸不如鲑鱼和马鲛鱼多，但是水浸金枪鱼中所含汞平均只有十亿分之五十四。众所周知，汞可以妨碍儿童的大脑发育，并且体内水银积累会破坏人体免疫功能，导致不孕不育，也会增加患心脏病的风险。

美国普杜大学通过对272件鱼罐头进行检测后，建议大家可以选择食用罐装鲑鱼和罐装马鲛鱼。普杜大学研究人员还发现，罐装鲑鱼的汞含量是十亿分之四十五，马鲛鱼罐头的汞含量是十亿分之五十五，而油浸金枪鱼罐头的汞含量则达到了十亿分之三百四十。

根据环境工作组对时下最流行的鱼类食品中汞含量的研究后得出，以下鱼类中有毒物质含量极少，甚至孕妇也可以定量食用：石首鱼、养殖鲶鱼、养殖虹鳟鱼、鱼片、黑线鳕鱼，大西洋中部产的青蟹、虾、蝶鱼以及野生太平洋鲑鱼。

海鱼中含有的二恶英和多氯二苯相对淡水鱼来说要少，因为海水比较洁净。

在烹饪鱼类之前，要去皮、去脂肪、去内脏，食用龙虾的时候要去除龙虾肝，以及所有有毒物质可能沉积的部分。尽量不要吃炸鱼，炸鱼会锁住有害的化学物质。可以烤鱼或者用水煮，这样能将有毒物质排出去。

策略6：坚果帮你解决血糖难题

要是你喜欢嚼核桃仁、开心果、杏仁，或者你喜欢吃全麦面包时配上花生酱，那真是太棒了！坚果中含有丰富的蛋白质、纤维和健康脂肪，这些营养物质可以使你保持长时间的饱腹感。

哈佛大学医学院的研究人员发现，喜欢吃坚果的人可以使自己患2糖尿病的风险降低20%～30%。可能是因为喜欢吃坚果的人在正餐之余不再想吃零食了。

然而，坚果中还是含有很高的热量的，所以一定要仔细阅读以下建议：

1．用1勺杏仁代替1/4～1/3量杯的低纤维麦片餐。

2．将1/4量杯意面换为1勺开心果。

3．在沙拉上撒1勺碎核桃仁，代替1/4量杯的沙拉调味料。

4．不再食用不健康脂肪，选择食用美味的坚果作为零食，但是请注意，不要吃含有反式脂肪酸的坚果食品。

5．把麦乳精的罐子留着装杏仁。一个麦乳精罐子大约可以装22颗杏仁，也就是1盎司（约28克）分量，这些杏仁中含有169千卡（约707千焦）热量。这个方法可以很好地帮助你减重。米切尔·维恩博士是一名注册营养师，她发现杏仁可以帮助我们保证饮食规律。

6．往手里倒一杯零食，一满把的坚果大约是1盎司（约28克），这是最合适的零食分量了。想数一数，让分量更加精确吗？1盎司（约28克）大约等于14.5颗核桃仁，18颗腰果，20.5颗美洲山核桃仁，50颗干开心果，10～20颗夏威夷果（根据分量不同，个数也有所不同），或是24颗榛子。

策略7：小盘子，大作为

除非你对世事一无所知，不然你一定知道，蛋白质饮食已经回归了，而碳水化合物早就不被人们看好了。如果你还没有尝试过食用元蛋白，那么就赶快赶上潮流吧！

别因为豆类食品、全谷麦片和苹果中含有碳水化合物就不吃这些东西，只有吃像蛋糕、点心这种精制碳水化合物才会长胖。

想要计算蛋白质和碳水化合物的需求，只要按照下面的"餐盘计划"做就好啦！

1．半个盘子里都装上蔬菜和水果。

2．另外一半装上大约同等重量的淀粉和高蛋白食物。

坚持这样的饮食习惯，你会发现体重在下降，同时患糖尿病、癌症和其他疾病的风险也在下降。以下是一些非常棒的盘子计划：

早餐

①全谷麦片配牛奶，再加点儿水果。

②三个蛋清蛋卷，配全谷吐司和水果。

午餐

①三明治里夹两三片瘦肉，配上沙拉，水果沙拉或者蔬菜沙拉。

②黑豆、小扁豆或者其他豆子煮汤，配上沙拉或者蔬菜。

晚餐

①传统的肉菜配土豆；沙拉或者烹饪好的蔬菜（装半个盘子）；一张扑克牌大小的鱼肉、禽肉或瘦肉（装1/3盘）。

②炒菜：3/4蔬菜加上1/4的畜肉、禽肉或是海鲜；盘子的3/4装炒菜，剩下的1/4装米饭。

策略8：定量

大多数餐厅都用和搅拌碗一样大小的餐具盛意面，或者给我们吃平装本一样厚的三明治。在家吃饭的时候，我们也会把食物在盘子上堆的老高。这就是为什么我们总是不能减轻体重的原因。大量的食物增加了许多多余的热量，同时也增加很多脂肪、糖和盐。

有一个办法可以解决这个难题：仔细看一看食品标签上的分量值。通常，午餐吃的一包薯条的分量是2份或者2.5份，而不是我们想的1分量。

另外，一定要了解不同食物分量值的区别。举个例子来说，一分量的肉是3.5盎司（约99克），大概就是手掌那么大；1分量的全谷意面是半量杯，大概是一个网球那么大。以下是一些定量饮食的建议：

1．不要在桌子上摆放食物，把食物放在灶台上，这样一来，每次添饭都要起来去灶台那边，这样会提醒你：哎，我又添饭了，不能再吃了。

2．如果你通常每餐吃2或3量杯的意面，那就别这样吃了，试一试1量杯意面、1量杯蔬菜吧。

3．不要再坐在电视前嚼完一整袋薯片了。量好一分量的零食，吃完拉倒，不能再吃啦。

4．随身携带"蛋白质控制器"。在厨房最显眼的位置摆上量勺、量杯和小一点的用来量谷物食品的杯子。每日都用这些工具来称量食物分量，这样可以重新调整你对蛋白质的认识（或者根据蛋白质控制食品中需要定量的某顿饭）。

5．用又高又细的杯子小口喝东西。马萨诸塞州剑桥市场营销学研究中心做过一项研究，研究人员让一些成年人和孩子大口喝饮料，然后测试他们喝的量。研究发现，对于成人来说，用矮的宽口杯子喝饮料，比起用细高的杯子多喝了19%，而孩子则能多喝74%。这就表明用细高的杯子要比用矮宽的杯子喝的少得多。如果用矮胖的杯子，经常去酒吧的人也会多喝大约25%的饮料或酒水。

策略9：别理反式脂肪酸

终于说到这儿了！从2006年起，食品标签开始标注不健康的反式脂肪酸含量，这种脂肪酸可以大大增加患心脏病的风险。但是0加0并不总等于0。最新的美国食品药品监督局食品标签规定允许如果每分量食物含有的反式脂肪酸小于0.5克，可以在食品标签上标注反式脂肪酸含量为0。

这些规定2006年1月1日起生效。若某种食物中的反式脂肪酸含量为0.4克，那么在食品标签上就可以标注反式脂肪酸为0。这就意味着如果每日食用3或4分量的这些食物，那么摄入的反式脂肪酸量就在1~2克之间。这个情况非常重要，就像饱和脂肪酸这样的反式脂肪酸可以增加患心脏病的风险，因为这些脂肪酸可以增加体内的低密度胆固醇。

最近，食品药品管理局做了一项评估，评估结果显示：美国人每日摄入的反式脂肪酸在5.8克左右。芭芭拉·史内曼是食品药品管理局营养品、食品标签管理和饮食补剂办公室主任，她表示，美国食品药品管理局之所以允许将反式脂肪酸含量在0.5克以下的食品标注为反式脂肪酸含量为0，是因为以目前的测定方法，在反式脂肪酸含量小于0.5克时，其结果是不可靠的。

那么消费者们该怎么办呢？纽约大学医学研究中心的营养学家萨曼莎·海勒建议，如果你看到食品标签上标明反式脂肪酸含量为0，那么就再看一下配料表吧，要是其中有"部分氢化"的字样，那么就说明该食品中含有反式脂肪酸。

食品药品管理局还说，如果某种食品中含有起酥油或者氢化油，那么该食品也是含有反式脂肪酸的。食品中含有越多这些物质，其中的反式脂肪酸含量就越多。

当液体油脂被转化为固体时，反式脂肪酸就产生了，这一过程就叫做氢化。氢化在食品生产过程中很普遍，因为氢化食品的保质期更长，同时又可以使食品的美味保持更长时间。海勒表示，大多数含有反式脂肪酸的食品都不可以多吃，比如像甜甜圈、曲奇饼、蛋糕和松饼等炸的很久的食物。

策略10：少吃盐

我们建议吃盐要适量。印第安纳坡里斯城印第安纳州立大学医学研究所高血压研究中心主任麦伦·威波格也建议，并不需要大量地减少食盐量，每日食用2 400毫克（1又1/4茶匙调味料）的盐是有益健康的。美国人每日平均摄入盐3 400毫克，这就意味着需要减少1/3的食用量。

减少盐的食用量可以缓解高血压；如果你现在的血压水平正常，那么少吃盐就可以帮助你防范患上高血压（高血压常常伴随着代谢综合征、糖尿病前期和糖尿病等症状）。以下是一些减少食盐量的小窍门：

1. 做菜的时候不放盐，或者用粗盐代替25%的细盐。粗盐不如细盐那样密致。

2．别在桌子上摆着调味瓶了，或者换成低钠含量盐（含钠量少50%），或者换成其他别的调味品做代替，比如氯化钾替代物。

3．食用其他调味剂。试试其他的调味品吧，比如用柠檬、蒜末（不是蒜盐①），或者百里香。

4．选用低盐或无盐罐装食品。

5．选用每分量中钠含量低于5%的速冻食品。

6．尝试食用低盐或无盐薯条、调味剂。

7．在选用低脂奶酪时，也买点儿低盐奶酪。

8．仔细查看食品标签。选用每分量钠含量低于200毫克的食品，尽量避免食用每分量钠含量超过800毫克的食品。一些速食食品，例如速冻晚餐、比萨、盒装汤、罐装汤和沙拉调料都含有大量的钠。

9．食用罐装食品时请清洗干净，比如金枪鱼罐头、豆子罐头，食用前需要将钠清洗掉。

10．仔细阅读药品说明书，有一些项目，比如抗酸剂，其中含有大量的钠。这时有必要询问医师，请他们为你提供低钠含量的药物。

策略11：喝前想清楚

如果你是一位2型糖尿病患者，只要血糖在可控范围内，适量喝点儿酒精饮料没什么问题，关键就在于要适量。女性每日可以喝一杯，男性可以喝两杯。定量是4盎司（约113克）一杯的葡萄酒，12盎司（约340克）一瓶的啤酒，或者是1.5盎司（约43克）的蒸馏酒。酗酒会使糖尿病恶化。

①蒜盐是由脱水大蒜和盐混合而成，可用以作蒜蓉牛油、蒜茸吐司，帮助吸收食物中的多余水分。

另外，如果你被诊断患有糖尿病，请一定考虑以下由美国糖尿病协会给出的建议：

1．与一名注册营养师或糖尿病专家联系，请他们帮助制定饮食计划。在咨询过程中，一定要问清楚合适的饮酒量。

2．一定要在医生开出诊断书之前告知医生你是否每周都会饮用几次酒精饮料。

3．测一下血糖，然后再决定是否应该饮酒以及是否需要在饮酒前吃些东西。

4．如果你正在接受糖尿病治疗，那么就在吃零食或者吃饭的时候饮酒。零食可以选择爆米花、脱脂牛奶或烤薯片、生蔬菜等食物搭配低脂酸奶。

5．如果你正在注射胰岛素，那么只能在特殊饮食计划中或者之外饮酒。

6．如果需要将饮酒摄取的热量选在内，那么就要吃少分量的脂肪和碳水化合物。1杯6盎司（约170克）的葡萄酒或者1.5盎司（约43克）的烈酒相当于2分量脂肪；12盎司（约340克）啤酒就相当于一分量淀粉和一分量脂肪。

7．选择饮用低酒精含量和低糖的饮料。淡啤酒和干红都是很好的选择，它们中含有的酒精和碳水化合物都很少，而且热量也很低。

8．选择不含糖的调和酒，比如减肥饮料、饮食滋补酒、苏打水或纯净水。

9．如果你和糖尿病患者一样，甘油三酯很高，那么就不可以饮酒了。酒精对肝脏处理脂肪的影响很大，并且酒精可以产生更多的甘油三酯。

策略12：没有谁是不可代替的

为了避免食用可以激发胰岛素的精制碳水化合物，你可以试一些食物的替代品。吃一量杯的爆米花比吃一满把椒盐脆饼少摄入40克的碳水化合物呢！

我们以前吃的食品	可以试着替换为以下食品	少摄入的碳水化合物（克）
4寸原味百吉饼	1片全麦面包	25
1片白面包	1片全麦面包	2
1块香草蛋糕	1片乳酪蛋糕	18
12盎司（约340克）可乐	12盎司（约340克）低糖可乐或苏打水	38
1/4量杯罐装蔓越莓酱	1/4量杯三氯蔗糖蔓越莓酱	22
1/4量杯全麦面粉	1/4量杯燕麦粉	12
1片法式吐司	火腿奶酪蛋卷（2个鸡蛋）	12
1/2量杯冰激凌	2茶匙生奶油	14
2盎司（约57克）卤汁面条	1量杯茄子或者南瓜条	35
2茶匙纯枫糖	2茶匙低热量枫糖	14
1杯巧克力奶	1杯低碳水化合物巧克力奶昔	26
2块6寸煎饼	2个鸡蛋	56
1块烤土豆	1块玉米饼	34
10片脆饼	2量杯爆米花	35
1量杯细面条	1量杯碎意面	30
1/2量杯食糖	1/4量杯三氯蔗糖或1/8茶匙甜叶菊糖	48
6寸墨西哥面饼	6寸墨西哥玉米饼	6
1量杯水果酸奶	1量杯无糖原味酸奶	30

策略13：学会解读食品标签上的碳水化合物说明

尽管营养成分表为我们提供了很好的信息，但是有关碳水化合物的细节还是令我们疑惑。以下是一些可以帮助我们弄清事实的小窍门：

1．先要查看分量值。分量值标注在最上方，因为下面所有的数值都要以这个分量值为基础。如果你想来份大的，那么所有的营养物质，包括碳水化合物的摄入量都会增多。

2．查看配餐表。如果一份食品需要和鸡蛋还有牛奶配着吃，那么就看一下这样吃是否会增加碳水化合物的摄入量。

3．查看总热量，以克或者毫克标注在标签左侧。标注在右边的"每日%值"的基础热量值为2 000千卡（约8 372千焦），你可以不必拘泥于这个热量值。

4．一定要注意"总碳水化合物"值。在关注碳水化合物摄入量的过程中，这些数值是最重要的。总碳水化合物值表明了糖、淀粉和可溶性纤维及不可溶性纤维的总量。

详细的糖和纤维的情况会被标注在下方。如果食品标签上有这些信息，你就应该注意这些"数值"会不会增加碳水化合物总量。发生这种情况的原因是糖和纤维的含量必须在实验室内进行准确测量，而在计算总碳水化合物含量时不包含这两种物质。请选择在每日或每周内能使碳水化合物总量的摄入较为平稳的食物。

5．多吃纤维。纤维可以使人保持长时间的饱腹感，这样你就不会吃多；纤维还可以减缓人体对糖的吸收。试着一日三餐都多吃些含纤维多的食物吧！

6．别在用克来称糖重了，换成茶匙吧，这样更直观一些。改用茶匙盛糖，数值平均为4。举例来说，如果食品标签上标注的是8克糖，数值平分为4的意思就是该食品每分量中含有2茶匙的糖。请记住，建议每日食用糖的总量不超过10茶匙。尽量选择含糖量少的食物。

策略14：精挑细选无糖食品

有些食物的标签上写着无糖，有的则写着不添加糖。这些食物同样会使血糖升高。原因是一些无糖食品，比如无糖饼干、无糖蛋糕，或者其他无糖零食，这些食物中含有的碳水化合物是真正的富含糖分的东西。更糟糕的是，这些食物的热量也很高。

事实上，并不是所有的糖替代品都是一样的，这也是为什么我们需要仔细阅读营养成分表。下面是一些你应该知道的事情。

糖醇：很多无糖食品都含有糖醇，比如木糖醇或者甘露醇。这些基于碳水化合物的原料包含了正常碳水化合物一半的热量，大约是每克2千卡（约8.4千焦）。根据规定，这些物质并不算作是糖类，也不需要被标注在营养成分表上。但是他们的确会增加碳水化合物的基数。结论就是：许多糖尿病专家表示，这些食物对于糖尿病的控制无甚益处。最好还是吃些真正的含糖的食物。

糖替代品：美国食品药品管理局认可的糖替代品有安赛蜜、天冬甜素和三氯蔗糖，这些物质都不含有热量和碳水化合物。使用这些物质来增甜的食品可能不含有热量（例如无糖苏打水），或者含有一些来源于其他原料的热量（比如热可可）。

在所有的人造甜味剂中，三氯蔗糖的安全问题一直备受争议。已经有100多项对人和动物的测试来证明三氯蔗糖对人体无害。而且和其他替代品不同的是，你可以用三氯蔗糖烤制面包或蛋糕，做出来的东西有甜味，但是不含热量。

　　结论：仔细查阅用人造甜味剂增甜的食物中碳水化合物的含量。有些食品可能含有很少量的碳水化合物，大可放心地食用。

策略15：选择对心脏有益的巧克力

　　喜欢吃巧克力吗？害怕得心脏病吗？1盎司（约28克）巧克力中含有对心脏有益的抗氧化物质是红葡萄酒2倍还多。

　　黑巧克力中的可可粉中富含一种抗氧化物——黄烷酮，并且含量很高，使得黑巧克力被用来做医学实验。研究表明，人体血液中含有较高的黄烷酮可以降低患心脏病和2型糖尿病的风险。

　　加州大学达维斯分校的研究人员通过对比了1.3盎司（约37克）黑巧克力中黄烷酮对10个健康人的作用，和其他同等重量的巧克力对人体的作用，研究发现，只有黑巧克力降低了低密度蛋白质氧化物，提高了抗氧化物的水平和高密度蛋白质在血液中的浓度。

　　在实验中，科研人员发现这种可可粉可以防止血液凝结。这种物质也可能稳定血小板水平，防止脑卒中（中风）。

　　该物质的这种作用和阿司匹林很相似。这种可可粉中的原青花素可以刺激一氮氧化的生成，这种物质可以帮助保持动脉的韧性，也可以促进血液流动。

　　可可粉含量越高的巧克力，其中黄烷酮含量就越高。

多项实验已经表明巧克力中抗氧化成分对人心脏有益处，对2型糖尿病患者来说是福音，因为患有2型糖尿病的人更容易得心脏病。其中一项实验是由佩妮·克里斯·瑟顿博士开展的。

克里斯·艾瑟顿博士是宾州大学资深营养学教授，她通过研究发现，经常食用可可粉和黑巧克力的人血液中的低密度蛋白质氧化物质水平较低，而抗氧化物质水平较高，并且血液中的高密度蛋白质含量要高出4个百分点。

策略16：早食多餐

如果你通常不吃早餐，也不吃午餐，而是直接奔向了晚餐，那你晚餐一定吃得特别多。然后在睡觉前又吃很多甜点，那你的血糖会直线上升。我们饿肚子的时候血糖水平很低，如果早餐和午餐都不吃，那么晚餐一定想多吃，这种饮食习惯很不好。

我们有更好的方法控制血糖，只要管住热量摄入量和饭量就好。考虑一下每日吃4~6餐，每餐大概250千卡（约1 046千焦）热量，可千万别在一顿饭猛吃呀！

《女性激素的佳音》一书作者，纽约城市大学激素研究中心主任杰弗瑞·雷蒙德表示，少食多餐，而且每餐的蛋白质、脂肪和碳水化合物摄入量都很合适，那么你就可以很容易地使自己的体重达到标准。

少食多餐的饮食方式可以保持我们的血糖水平，这被称为第二餐效应：一顿饭与下一顿饭的间隔越近，葡萄糖的水平上升的就越慢，这就意味着在正常情况下胰岛素的水平就会较低。

少食多餐还可以帮助保持体重，特别是对中年妇女来说。波士顿塔夫斯大学的一项研究表明，平均年龄在72岁的健康女性每餐摄入500~1 000千卡（2 093~4 186千焦）热量，她们的血糖和胰岛素水平保持在一个较高的状态可达5小时（如果是年轻女性，则她们的血糖和胰岛素水平会很快降到标准状态）。但是如果每餐摄入250千卡（约1 046千焦）热量，老年女性的血糖和胰岛素水平也会升到很高，但是降得也很快。

一定要确定每餐的量很少，然而零食吃得少而次数多的话，来源于零食的热量就会和正餐的热量加在一起，就算你不吃热量高、糖分多的零食也不行。

策略17：牛肉其实很不错

太多的脂肪，太多的热量，容易患心脏病。许多关注健康的人，特别是女性，都很少食用红肉，其实只要食用精瘦肉，根本用不着一点儿肉都不吃。肉类食品不仅是很好的蛋白质来源，精牛肉中还含有丰富的维生素B_{12}和维生素B_6，这两种维生素都是人体必需的，可以将高半胱氨酸（可以引发心脏病）转化为良性分子。精瘦的红肉也含有大量的锌，女性一般都缺锌。

一分量3盎司（约85克）的牛肉中所含的锌是鸡胸肉的5.5倍。而且牛肉中1/3的饱和脂肪酸是硬脂酸，这是一种可以中和血液中胆固醇水平的脂肪酸。

如今超市里卖的牛排、汉堡和烤肉要比以前的肉类食品精瘦的多。以下是一些可以不增加热量和脂肪的肉类的做法：

1．有选择地食用牛肉，一定要查看标签上标明的是"精瘦"还是"超瘦"。这些种类的肉含有4.5克以下的饱和脂肪酸，并且每分量的脂肪总量在5～10克之间。另外，可以选择后丘肉、眼肉或者内大腿肉、上后腰肉、上腰肉或者嫩里脊肉。

2．用洋葱、蒜和新鲜罗勒叶配煎牛排，加上一份全麦面条或者黑米饭。也可以用橄榄油做些烤肉或者烤蔬菜。

3．如果赶时间，那就来份速食牛肉吧。我们比较喜欢Louis Rich调味牛肉条。加热三分钟后炒一下，然后配嫩菠菜沙拉或者新鲜蔬菜和辣椒，也可以配紫洋葱丝。

4．将碎牛肉加入番茄酱中与意面同食。

5．将煎好的嫩腰肉切成细条，夹在全麦法式面包里，或者夹在辣椒洋葱三明治里。

6．生胡椒碎洒在厚牛排上，烤制后食用。

策略18：奶制品

多余的脂肪和很少运动会使人体抵抗胰岛素的作用，这样激素就会将血糖送入细胞。

现今，研究人员称，即使是肥胖的人也可以选择食用低脂奶制品，比如1杯含脂肪量1%的牛奶，或者用低脂酸奶做的奶昔，这些食物可以保持人体细胞对胰岛素的敏感度，并且降低了患糖尿病的风险。

一项长达10年的有3 000人参与的研究显示，肥胖但是经常食用奶制品的人，其对胰岛素的抵抗性要比不食用奶制品的人低70%。明尼苏达州立大学马克·A·裴莱拉博士表示，牛奶中的乳糖、蛋白质和脂肪都有益于血糖。乳糖转化为血糖的速度很慢，这样对控制血糖来说是好事，并且可以降低胰岛素水平。蛋白质可以帮助人体生长，脂肪可以使人有饱腹感，奶制品中含有的其他营养物质，例如钙、镁和钾也对人体有益。

以下是一些食用奶制品来防治糖尿病的建议：

1. 每日至少食用2分量的低脂奶制品。每分量奶制品可以使胰岛素抵抗性降低20%。

2. 精心挑选食品。食用奶制品，不再食用高碳水化合物的食物，低纤维的零食，例如汽水、甜食和快餐。

3. 奶制品与蔬菜、水果和全麦食品配合。早餐吃些蔬菜配水果，小食吃点嫩胡萝卜配牛奶，也可以试试用低脂奶酪和全麦面包做的瘦身三明治。

4. 在砂锅菜、炖肉条、汤和其他菜肴中加脱脂牛奶佐餐。每茶匙脱脂牛奶含有大约94毫克钙，你可以食用5茶匙，那就是1 410毫克钙，足够一天的需求量。

5. 做超级牛奶。在牛奶中加入脱脂奶粉，这样能使牛奶中的钙和其他营养物质增多。

6. 做甜点或者买甜点时选择脱脂布丁。每1/2分量的食物含有1/2量杯的牛奶。

策略19：每日吃点辣

肉桂不仅仅是一种调味品，它还能帮助控制血糖。

马里兰州美国农业部贝茨维尔人类营养研究中心研究员理查德·A·安德森博士说，肉桂可以刺激体内葡萄糖消化酶的生成，同时有促进胰岛素生成的作用。每日食用1/4茶匙的肉桂就可以帮助控制血糖。

安德森博士对保持血糖水平的研究开始于10年前，当时他和他的同事测试了一些植物和香料，研究发现，一些香料，特别是肉桂，可以促进脂肪细胞对胰岛素的反应，从而使糖的代谢保持稳定并且控制血液中葡萄糖的水平。

安德森博士和他的同事发现，肉桂中最活跃的成分是查尔酮聚合物，这种物质可以使糖的代谢增强20倍。

查尔酮聚合物还能防止自由基的形成。安德森博士表示，这对人体健康非常重要，另外一些研究表明，抗氧化物质可以减慢糖尿病的发病过程。

安德森博士建议尝试在食物中加入肉桂。他最喜欢的是煮一根肉桂棒做茶饮。他说，只要一根肉桂就可以满足你的需要。

以下是一些建议：

1．将肉桂拌入酸奶、水果奶昔和低脂奶酪中。

2．将一个苹果切片，放入保鲜袋中，加入肉桂粉，晃动后食用。

3．在早餐燕麦粥中加入1/4茶匙肉桂粉。

策略20：享受茶饮

喜欢早茶或者下午茶吗？看了下面的话你一定会更喜欢的：根据美国农业部的研究，普通的茶可以使胰岛素活性增强15倍。

位于马里兰州的美国农业部贝茨维尔人类营养研究中心的一项研究通过对一些草药、香料和植物的分析，科学家们找到了对胰岛素有益的一些食品。研究人员从老鼠身上提取了脂肪细胞，在试管中培养，用放射性元素标记好糖后注入脂肪细胞中，然后注入胰岛素和茶叶提取物。

研究结果表明，红茶、绿茶和乌龙茶，不论是否含有咖啡因，都促进了胰岛素的活性。然而草药茶却没有这个功效。另外，在茶中加入全脂或脱脂牛奶、豆奶，或者非奶脂奶油，都可以增进茶叶对胰岛素的作用。

茶叶中对胰岛素起作用的成分叫做儿茶素。当绿茶氧化后成为乌龙茶或红茶后，儿茶素转化成了另外的化合物——多元酚，这种物质是很强的抗氧化剂。

这个胰岛素刺激过程也许可以解释为什么茶叶有助于防治心脏病和高血压。医学研究人员认为，高血糖可以破坏血管，而增强胰岛素活性可以降低血糖水平。

你可以每日饮用1～5杯绿茶或者乌龙茶。如果咖啡因让你太兴奋，或者你正在接受医学治疗不能食用咖啡因，那么饮用无咖啡因的茶也可以。

顺便提醒大家，如果你是用茶袋，在泡茶的过程中，茶叶产生更多的多元酚，这对饮茶者来说真是福利。有研究表明，茶袋在浸泡超过3分钟以上，茶叶会释放出5倍多的多元酚。如果你用的是茶叶，那就无需浸泡，不管是不是像用茶袋那样浸泡，茶叶都会释放出很多多元酚。

策略21：选择正确的小吃

有什么理由不喜欢小吃呢？方便食用，携带也方便，不会很快变质，吃起来也很棒。现在，一些食品公司开始为高血糖人群生产配方小吃了。

在一项研究中，参与者是糖尿病患者，他们吃了慢消化碳水化合物营养棒和一根标准碳水化合物的能量棒。在这之后的1小时，吃完能量棒与没吃能量棒相比，他们的胰岛素水平降低了28%，血糖水平降低了16%（胰岛素升高和血糖水平升高是糖尿病的结果）。

大多数这些营养棒都含有抗性淀粉。抗性淀粉是一种消化和吸收缓慢的碳水化合物。这就意味着，他们不会像其他碳水化合物一样很快地升高血糖水平。缓慢的吸收过程也使糖分进入血液的速度减慢不少。这就可以防止低血糖，特别是在午夜。午夜时，我们食用的大部分碳水化合物早已被消耗光了。这些营养棒也含有丰富的营养物质，比如维生素、矿物质和纤维。

营养棒是随时随地的零食选择，不管是运动前还是运动后，都可以来一根营养棒。营养棒也可以作为快餐，在没时间吃饭的时候为你补充能量。

如果你想试试食用营养棒，那么你需要和医生咨询好如何将这些小吃加入饮食计划中。一旦你得到医生的允许，那么就需要定期测量血糖了，吃营养棒之前和之后都要测一次，检测一下你是否对某一种产品有反应。

还有一件事：不要用营养棒来治疗低血糖。营养棒不可能在很短的时间内使血糖水平升高。如果有低血糖，可以喝一杯果汁或吃一块糖果。

策略22：早餐很重要

国家减重中心的研究人员对3 000名至少减重了30磅（约13.6千克）并且保持了一年以上的参与者进行了研究，目的是找到他们成功的秘诀。那么他们共同的特点是，80%的人每日都吃早餐。

早餐只要是健康的食品，怎么吃都不怕。喝一大碗汤，吃三明治，吃全谷物面包，都可以。只要是健康食品就行。下面是一些建议：

1. 吃鸡蛋要有创意。鸡蛋是非常好的蛋白质来源。炒蛋、煎蛋、煮蛋或者把鸡蛋配在早餐沙拉里。做些蛋卷，加些蔬菜、肉还有低脂奶酪。乳蛋饼也是不错的早餐选择。

2. 试试全麦食品，比如脆饼、犹太薄饼、玉米饼、吐司，半个中等大小的百吉饼，涂上花生酱、杏仁酱，或者配上夏威夷果酱。

3. 不再拘泥于传统早餐。谁说不能把昨晚的剩菜热一下做早餐？谁说早餐不能喝碗汤？在日本，早餐喝汤是一种习惯。如果你喜欢蔬菜汤，那就尽情地喝吧！

4. 在墨西哥、英国和新英格兰的一些地方，豆子是很常见的早餐食品。豆子是非常棒的蛋白质来源，可以和鸡蛋搭配食用。试一试小扁豆或者鹰嘴豆。

5. 如果你是一个传统的人，就是喜欢早餐吃麦片，那么试一试不同牌子的麦片吧（保证是健康食品）。有许多种不同的品牌可供选择。尝试一下全谷物类或者高纤维含量麦片、燕麦麸或者燕麦粥，全麦卷或者黑麦麦片、荞麦片或者不甜的泡米食品，比如黑米、玉米粥或者全麦粥，可以和脱脂牛奶、蓝莓或者草莓配着吃。

策略23：按时记录，轻松减重

研究结果很明确：每日定时记录摄入的热量和营养物质的人可以很容易控制自己的体重，并且防止体重增加。这就是为什么大家应该充分利用网上的各种饮食分析工具。

以下是一些我们可以信赖的饮食分析和营养物质记录的网站。很多网站还提供每日的运动量记录。大多数网站都会在美国饮食协会会刊上发表报告。

www.usda.gov/cnpp：这个网站提供了互动健康饮食指数。该指数是由美国农业部营养策略研究所发布的。这个网站不仅可以帮助我们分析日常饮食，还可以帮助我们了解每日营养物质的摄入是否与国家标准相符。

www.fitday.com：这是最受欢迎的网站之一。该网站可以帮助你准确记录每日的食物用量，也可以记录你的运动量。你可以使用这个网站来检查自己的每日饮食和运动情况。这个网站还免费提供很多可供参考的数据。

www.nutritiondata.com：这个免费网站给大家提供了对一种特定食物的营养成分的分析数据。大家可以与其他任意食物进行对比。另外，这个网站还可以帮助大家记录热量消耗量，甚至可以帮助大家分析最喜欢的食谱，同时提出改进意见。

www.ag.uiun.edu/~food-lab/nat：这个网站是由伊利诺伊州立大学开发支持的。营养分析工具与系统被推荐用于普通消费者和专业人士。除了可以对营养物质进行分析，这个网站还提供能量计算器，可以用来测定每日的热量消耗。

www.dietsite.com：这个网站包含了5 600种食物的分析数据，可以用来分析日常饮食和食谱。使用者可以在该网站上记录自己几日内的饮食情况，还可以与网站推荐的饮食量进行对比。该网站还为大家提供营养学新闻，有关营养的提示和建议等。所有信息都是由注册营养师提供的。

编者注：这里为读者提供一些国内类似的网站：

薄荷·爱我　　 http://www.boohee.com/food/

2345实用查询 http://tools.2345.com/reliang/

领客康健网　　 http://www.ilinkee.com/food/

策略24：零食为你提供蛋白质

健康而有计划地食用零食可以防止我们午餐或者晚餐的时候吃得太多。许多节食者都选择低脂爆米花、脆饼，或者甜食作为间食。而研究结果建议，这种碳水化合物含量较高的间食可能会妨碍减重。法国科学家发现，高蛋白含量零食可以帮助人们保持长时间的饱腹感，也可以减少人们下一餐的食量。

珍宁·路易斯·斯尔维斯卓博士说，比起不吃零食的人，吃高碳水化合物的人会饿的更快。但是吃蛋白质含量高的零食的人，比如吃鸡肉的人，饱腹感会多持续40分钟。因为消化蛋白质需要更多的时间。所以多吃蛋白质，饱腹感就持续的长一些。

大多数人都不认为鸡肉是一种零食，但是2盎司（约57克）鸡肉可以提供很多蛋白质。可以尝试一下速食鸡肉条，比如1量杯的普杜鸡肉条含有38克蛋白质，70千卡（约293千焦）热量；1罐3盎司（约85克）的白鸡肉含有14克蛋白质，70千卡（约293千焦）热量；或者烤鸡肉三明治，但是不要小圆面包、蛋黄酱和浇头，因为它们含有约28克蛋白质，160千卡（约670千焦）热量。其他可选的零食有：1量杯低脂奶酪，含有28克蛋白质，164千卡（约686千焦）热量；或者两条奶酪条，含有14克蛋白质，160千卡（约670千焦）热量。以下是一些零食小攻略：

1．只有在饿的时候才能吃东西。路易斯·斯尔维斯卓博士说，人在饿肚子的情况下吃东西不会堆积很多脂肪。

2．每餐增加一些碳水化合物小吃。如果你非要吃曲奇饼或薯条，那么在吃正餐的时候吃，不要在两餐之间食用。在每餐饭中加些碳水化合物小吃，可以降低碳水化合物对血糖的作用。

3．留着零食以后再吃。如果你早餐有一大碗全谷物麦片和一些水果，然后你发现水果吃不完了，那么就留着做上午的间食。如果你午餐买了一个三明治、一份汤和一份沙拉，那么等过几个小时再吃沙拉和剩下的半个三明治吧！

4.提前准备好零食。准备好100千卡（约419千焦）热量的最喜欢的零食——低脂奶酪条、半个苹果配花生酱。把零食装在保鲜袋里，你就会知道自己要吃多少了。

策略25：别像汉子一样吃饭

要是你的丈夫已经吃第三块比萨了，看到他吃你也想吃，那可就坏了。和他吃的一样多，你的裤子就越来越紧了。事情就是这样不公平。男性可以吃得比女性多得多，但是他们不那么容易长胖。

别像汉子一样吃饭，看看下面的小建议吧。

1．如果他带垃圾食品回家了，告诉他拿得远远的，别让你看见。实际上，要求他把垃圾食品藏起来，你即使想吃，也不会去找了。

2．和他一起去趟超市。这样一来，下次他自己去的时候，就知道你都选择什么吃的东西了。看一遍外卖单，把健康食品圈出来；如果他想点别的，那就让他给你点圈上的菜。

3. 艾伦·阿尔博森，注册营养师，与丈夫一起主持夫妻烹饪秀节目，她说，你只需要2/3来自丈夫的帮助。真是让人沮丧，但是这是真的。如果你最近和他吃的一样多，那么就试着自己用沙拉盘吃东西，让他用餐盘吃东西吧。别在他吃完之前就把自己的那份东西吃光（为了防止自己又去盛吃的）。让他先吃，自己先喝半杯酒或者一杯冰水。

4. 由你来准备沙拉。这样一来，比起他的多脂肪晚餐，你吃的就能少点，而且你还可以给自己准备一碗汤和一点儿沙拉。

5. 每隔几周就对饭菜做些改变，比如在烹饪蔬菜的时候不放黄油，或者给他做他最喜欢的菜时，不做主菜，而变成配菜。慢慢的他就明白你的意思啦。

6. 多吃几次烧烤。他可以吃自己喜欢的饭菜，你吃你自己的烤鱼和烤鸡。但是别做太多配菜，也别放太多油。

7. 和他来场饮食比赛。别拿钱做赌注（男性总是比女性减重要快），用吃的做赌注。举个例子来说，比一比谁能每日吃上25～35克纤维或者9分量的水果和蔬菜。输了的要做一个月的家务。

策略26：眼见未必为实

瑞典研究人员做了一项有趣的实验，参与者们都蒙上眼睛，让他们吃到饱。结果是他们比以往少吃了22%。如果你也想试试这种蒙上眼睛吃饭的事，那么可以去一家名叫暗黑的波斯餐厅。这家餐厅于2006年在伦敦开业，火的很。或者，简单一点的方法，吃饭的时候把更多的注意力放在其他感觉上，别总盯着面前的那碗鸡汤面。

下面是一些帮助调节饥饿感增加饱腹感的小窍门，说白了，就是让你少吃点的方法。

1. 把桌子收拾干净。把邮件和其他乱七八糟的东西收起来，只把餐具、蜡烛和鲜花摆在桌子上。

2. 专心吃饭。吃饭的时候别看电视、别看书。如果你边吃饭边干别的，那你就不知道自己什么时候已经饱了。

3. 自己吃饭。自己吃饭可以使注意力更集中。如果这个办法不可行，那就限制一起吃饭的人数。

4. 自己吃自己的。先吃沙拉，然后吃主食。把其他的菜放到灶台上去，只把自己要吃的东西摆在桌子上。这样会延长吃饭的时间，然后你就会很快意识到自己吃的已经够多了。

5. 开始的几口饭闭上眼吃下去。仔细品尝自己吃的东西。

6. 如果发现自己吃的多了，请看下面的内容：

①明白现在的情况。

②好好想想到底是什么让你吃了这么多：生气、无聊还是孤独。

③把注意力转移到别处，至少10分钟！

④马上远离让你再吃下去的诱惑。赶紧扔掉手里的薯片。

⑤决定该如何控制局面——是不吃了还是接着吃？接着吃也无所谓，只要你能做出清楚的决定，而不是吃起来没完就好。

策略27：拔去饮食难题这颗毒牙

想要把人最坏的一面展现出来吗？减肥吧。饮食难题总是在你决定减肥的时候出现，因为减肥意味着生活的变化。但是你的朋友或者家人没有意识到这些变化。一项研究表明，24 000名超重妇女声称，减肥对她们和朋友家人的关系造成困扰，而增肥却能解决这些问题。

新泽西州罗杰斯大学营养学教授奥德雷·克洛斯博士说，真正的朋友不会恶意地破坏你的饮食计划，他们只是下意识地想保持以前的关系。

有很多原因可以解释这件事。可能他们觉得很内疚，或者他们只是想念和你一起分享好东西的日子。不管是什么原因，你只要好好保证你的饮食计划就好了。下面是一些小建议，可以帮助你在和朋友聚餐时能吃的一些健康食品。

过去这样吃	现在这样吃
吃鸡翅和蓝奶酪（蓝芝士）	去一家既可以吃到鸡翅又有健康菜肴的餐厅
吃甜点	同意一起吃，然后只吃一或两小勺，接着就开始大声称赞这道甜点
吃一顿午餐2小时	快点儿吃完，然后逛街或者散步去
女孩和朋友们一起去饭店或酒吧	去做个按摩或者美甲，好好聊一聊
男孩和朋友们一起去饭店或酒吧	去打会儿球
和老公或者老婆一起吃糖果	一起吃草莓蘸巧克力酱，给对方做个足底按摩，带回家珠宝，或者决赛门票

策略28：别让疲惫打垮你

糖尿病和其他病症会影响你的血糖水平，比如多囊卵巢综合征会使减肥更加困难，但是别灰心，别让消极的态度打败积极的决心。

为了坚持到底，调整一下你的心理状态。

1. 肥胖心理：我天生就是个胖子

实际上：美国农业部的一项研究表明，心理上倾向是基因决定了胖女性她们更容易发胖。费城宾夕法尼亚大学体重和饮食紊乱研究项目主持人托马斯·瓦登博士说，基因对体重是没有影响的，而是人的生活环境决定了体重。

心理调适：我吃的东西和我的生活习惯决定了我的体型。

2. 肥胖心理：不减下来体重，我是不会开心也不会健康的

实际上：瓦登博士说，我见过想减掉以前体重的35%的患者。然后他们都体会到了减掉10%的感觉是多么棒。他们真是沐浴在健康的阳光下了。糖尿病预防计划证实，减掉7%的体重并且加强体育锻炼可以预防2型糖尿病。这项研究提前1个月就完成了，因为效果实在是太明显了。

心理调适：我能减掉10～15磅（约5～7千克）就很开心很健康啦！

3. 肥胖心理：我根本没吃那么多

实际上：可能不是某一顿饭吃的多了，而是每顿食堂的午餐、外带晚餐，所有不是在家做的饭菜，对减肥来说都是祸害，因为对我们大多数人来说，在外面吃饭就是大吃特吃。

心理调适：这些不是我做的饭菜，这里藏着多少热量？

策略29：用你的烹饪方式让饭菜更健康

440名优秀的家庭大厨接受了食品科学研究人员的性格测试。结果表明，他们中的大多数都是5种"烹饪风格"中的一种。一些人能做出吃起来很舒服的菜肴，有些人可以引领厨房潮流，还有一些人严格地按照菜谱做菜。那么你是以下哪种美食家呢？

1. 创新型

你总是尝试新的原料、新的结合还有新的烹饪方式。按照菜谱做菜吗？想都别想！

烹饪方式：和原味大厨杰米·奥利弗一样，你是潮流的引导者，你可以把奶油蛋羹当作主菜来做，也可以用可食花卉点缀沙拉。你可以把饭菜做得很健康，但这不是你的终极目标。

健康攻略：加些外来的精致原料，但是一定美味又营养。试一试农庄精品吧，比如祖传的蔬菜和民族风味餐（比如羽衣甘蓝）。

2. 奉献型

你的菜总是那么受欢迎又营养丰富。想想贝蒂·克罗克或者电视节目——《两个胖女人》。

烹饪方式：惬意绵绵的感觉，比如芝士通心粉。

健康攻略：做些小小的改变。试一试烤鸡，不再做用低脂酸奶油烤的土豆了。

3. 竞争型

从未有过的华丽格调，你做饭就是为了让别人刮目相看。

烹饪方式：就像爱茉莉·拉格瑟一样，不管菜谱健康与否，你尽情享受着颇具挑战的食谱，超越了潮流，完全掌控着它们。

健康攻略：给你的独特菜肴更添亮点吧！加些特别的健康原料，比如醋栗或者亚洲冬瓜，让无聊的菜品鲜活起来。

4. 方法型

在周末，你就是茱莉亚·柴尔德，严格按照菜谱的步骤，而且做得出很棒的菜肴。

烹饪方式：你使用的菜谱都是家常菜和美食杂志看来的。

健康攻略：在书店里仔细寻找菜谱，选择一本正常情况下你不会买，但是很吸引你的健康食谱。然后，开始健康美食之旅吧！

策略30：补充纤维

如果你不能保证每日吃够建议的9分量蔬菜和水果，或者你不能尝试美国糖尿病协会最新建议的每日50克纤维食用量，那么就考虑一下使用纤维补剂吧。

肯塔基州立大学医学和营养学教授、弗吉尼亚医学中心内分泌代谢异常研究所主任詹姆士·W·安德森教授说，特别是对糖尿病患者或者高胆固醇患者来说，多食用纤维补剂对身体很有好处。

从品种繁多的纤维补剂中找到合适的一种是很让人头疼的。但是安德森博士给出了精简的建议。如果是为了稳定胆固醇和血糖水平，就选择可溶性纤维补剂，例如车前子、美达施。

另外的选择是瓜尔豆胶，这是一种天然的纤维。瓜尔豆胶可以溶解在饮料中或是软质食物中，而且不会有奇怪的口味。安德森博士比较倾向于车前子，因为车前子是目前市场上经过广泛测试的纤维补剂。

许多饮食学家都建议粉状补剂，比如从车前子中提取的纤维或者葡聚糖。你可以把这些补剂用水冲成饮料来喝。这样一来，你在食用纤维的同时还能保证身体需要的水。

当你第一次增加纤维补剂用量，肠道细菌会与纤维互相作用，这样会引起腹胀和过多排气。为了减小这种不适，最初的用量应该小一点，慢慢地再增加用量。或者试一试甲基纤维素，这种纤维素富含亚甲基，亚甲基是一种可溶性纤维，并且不会与肠道细菌发生反应。没有反应发生就意味着不会有副作用。

在你服用纤维补剂的时候，每日保证水的饮用量很重要。开始的时候每日只服用一次，慢慢到每日两次。大多数的纤维补剂都需要补充8盎司（约227克）的水。安德森博士说，纤维补剂不会阻碍大多数药物的吸收，但是为了安全起见，在用药前或后2小时服用纤维补剂比较好，特别是正在服用心脏病或高血压药物的时候。

| 第九章 |

血糖病解决办法
——重新整理厨房

开始健康饮食的第一步是重新整理你的厨房。厨房是一个能帮助你减重和健康饮食的地方。如果你的冰箱和食品柜里装满了蛋糕、脆饼、曲奇和其他精制碳水化合物食品，那么马上就开始改变现状。给能帮助你保持血糖水平的健康食品腾地方吧。

方法：多买一些配好料的水果和蔬菜、低脂奶制品和肉，还有全谷物面包和麦片。另外食品柜里装上精心挑选的罐装食品、干货或者速冻食品。现在，全家人都可以食用健康食品了，而不再吃外卖比萨、快餐汉堡或者冷的麦片粥了。

重要烹饪原则：接受健康的方便食品，例如萝卜片、速冻花椰菜、罐装豆子。这样一来，即使你最喜欢的水果和蔬菜都没有配料，或者你来不及采购食材，你一样可以吃到美味健康的家常饭菜。

如果你的冰箱里食材色彩多种多样，那么就说明你已经准备好开始健康饮食了。多准备些绿色蔬菜，像胡萝卜、烤辣椒、菠菜、菜花、蒲公英、芦笋、芹菜、南瓜、豌豆等等；你的冰柜里储藏着多种健康的蛋白质食品（比如冻虾和素汉堡）；食品柜里装满了罐装食品，例如罐装蔬菜汤、全麦食品，还有健康食用油。这才是血糖病解决办法的橱柜。以下是如何挑选和烹饪这些健康食物。

食品柜

从橱柜开始对厨房进行调整。一定要保证逛超市的时候选购血糖病解决办法推荐的星级食品，非常容易烹饪。

1. 罐装番茄或番茄酱

罐装番茄或者番茄酱可以作为很多菜肴的配料，比如炖菜、汤或者意面。请一定购买果糖含量不高或者不含反式脂肪酸的产品。

2. 干果

蔓越莓干是一种最好的花青素来源。花青素是一种强抗氧化剂，可以帮助人体预防尿路感染。一分量1/3量杯的蔓越莓干中含有的蛋白质大致相当于8盎司（约227克）蔓越莓果汁鸡尾酒。美国农业部研究显示，李子干是抗氧化剂含量最高的一种水果。一分量1/4量杯的李子干能为人体提供每日所需维生素A的3/4。请注意：一分量通常是1/4量杯，因为果干的热量和营养物质含量都很大。

3. 全谷麦片

请选购全谷燕麦、小麦、苋菜、藜麦或者黑米。这些食物中所含的营养物质有：纤维、矿物质和一种有益健康的植物化合物——植物素。这些食物可能有助于减肥。有研究表明，食用燕麦片可以使人们的饱腹感更强。

4. 豆类食品

作为营养丰富的汤和辣味菜的主料，豆子富含多种营养物质，比如纤维，还有防治心脏疾病的叶酸。还有一些豆类食品含有丰富的钙元素。食用罐装豆类食品没什么错，只要在食用前好好清洗掉盐就可以了，或者试一试低盐产品。

把干豆子贮藏在阴凉干燥处，并用密封的金属罐子保存。如果吃剩了，那么可以把罐装豆类食品沥干，冷冻起来，这样可以继续储存6个月。

5. 汤和肉汁

这些都是做好了的东西，但是却可以有很多变化。可以试试美味但是并不多脂的蔬菜冬瓜汤吧，配菜是波多贝罗大蘑菇、菜花和番茄汤（最好选用纸盒装产品），加两勺全麦蒸粗麦粉、绿色蔬菜、罐装豆子，小火慢炖几分钟，装盘时再加些奶酪粉。

6. 根用蔬菜

根用蔬菜包括：白洋葱、紫洋葱、新鲜大蒜、姜和土豆。可以试试甘薯，甘薯比土豆含有的营养物质要多，而且其血糖生成水平很低。所以食用甘薯不会使血糖升的很高。每次只买足够一周食用的蒜，这样可以保证新鲜。另外，经常食用圆葱、姜和蒜，切开后请放在冰箱内保存。

7. 全麦面粉

全麦面粉是可以和精制白面粉很好地搭配。烤制食物时，把一半白面换成全麦面粉会得到十分令人满意的结果。当你习惯了全麦食品的口味和质感，那么以后就可以少用些白面粉了，或者试试只用全麦面粉做吃的。

8. 食用油

事实是这样的：所有植物油都是健康脂肪和不健康脂肪的混合体，但是其中的比例差别很大。最健康的食用油中的单一不饱和脂肪酸和 $\Omega-3$ 脂肪酸最多，并且其饱和脂肪酸含量很少，并且健康食用油中也含有一定量的 $\Omega-6$ 单一不饱和脂肪酸。

最健康的两种食用油是：橄榄油和菜籽油。橄榄油可以用来制作沙拉和爆炒，菜籽油可以用来烤制食物。橄榄油要远离热的地方保存，并且需要避光储藏，这样可以使其保存2年。尽量不要把橄榄油和胡桃油存放在冰箱里。如果油变浑浊，不用担心，在室温下它会重新变回半透明液体。

下面的食物一定要扔掉，并且保证不再购买：

1. 含糖量高的麦片。赶紧扔掉每分量含糖12克或者更多的麦片。
2. 含脂肪和盐多的加工食品。罐装意面、罐装绞肉，甚至罐装番茄酱里面的脂肪和盐含量都很高。
3. 精制谷物食品。你只吃鸡蛋面条和白米饭吗？赶紧开始吃全麦食品吧，比如粗面粉或者全麦意面。
4. 零食。看一下食品标签，把含有反式脂肪酸、含糖量高，或者不含纤维的东西都扔掉吧。别让自己再痴迷零食了，扔掉大袋的薯片！
5. 白面包和蛋卷。不再吃棉花糖似的软绵绵、低纤维、低营养的面包了。

专题 给生活加点儿甜

如果喜欢烤制食品，那么就试着做一些更健康，并且自己喜欢的菜吧。不再用白糖烹饪，试试下面的几种选择，都是低热量、低血糖生成指数，又有营养的甜味剂（天冬甜素不能用来烤制食物，因此没有被列入）。

1. 红糖

红糖是白糖和糖浆的混合物，其中的碳水化合物含量要比白糖少。如果换成红糖烹饪，那么每食用1/4量杯的红糖就少摄入15克碳水化合物。请注意，红糖也是一种精制糖，并且不是碳水化合物含量最低的甜味剂。

2. 甜叶菊

这种植物性甜味剂效果特别好。从中提取出来的液体糖（也可能是粉末状糖）是最方便的烹饪选择。甜叶菊的称量很方便，而且方便储存在冰箱里。使用也很方便，1/8勺的液体甜叶菊相当于1/2勺的白糖。开始的时候先少用一些，慢慢的再加大用量。和糖类甜味剂不同，甜叶菊不会使菜色加深或者给烤制食品提色，然而甜叶菊在任何食品里的味道都不错。你可以在健康食品店和大型超市里买到甜叶菊。

3. 三氯蔗糖

三氯蔗糖是一种糖类代替品，是从真正的糖中提取出来的。三氯蔗糖经过加工后更易被人体吸收。三氯蔗糖中不含有热量，并且不会影响血糖水平，而且三氯蔗糖的甜味在任何温度下都不会改变。三氯蔗糖需要用和称量糖一样的量杯，并且和糖的烹饪效果是一样的。用量要适中，不然会有不好的口感，因为这是一种人工甜味剂。三氯蔗糖在烤制食品时最棒，但是不会像糖一样熔化后变焦。可以选择使用一半白糖一半三氯蔗糖，这样就可以使食物既有焦色，又不会有太多的热量和碳水化合物。

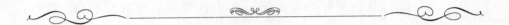

冰 箱

冰箱的最上层应该装满水、无糖冰茶，还有低脂或脱脂牛奶。

1. 水果和蔬菜

冰箱里存好至少够一周食用的新鲜水果和蔬菜（取决于你逛超市的频率）。

2. 奶制品

选购低脂或脱脂牛奶、奶酪和酸奶。还有应该购买无反式脂肪酸的蛋黄酱，如果你的胆固醇过高，那么就要选择低胆固醇蛋黄酱，比如贝尼科尔。

3. 鸡蛋

准备鸡蛋，为了临时一两天需要做营养丰富又容易准备的三明治。

4. 花生酱或者其他坚果酱

所有纯天然的花生酱（搅拌后油和酱会分离）、腰果、杏仁和大豆酱都应该贮存在冰箱里，这样才能防止这些食品变质。请选购含有健康的单一不饱和脂肪酸的食品，这些食品非常健康可口。

5. 健康的肉类食品

选择精瘦牛肉、去皮鸡肉和火鸡肉、精瘦猪肉。如果不是做早餐培根或者香肠，那就试试火鸡培根吧，也可以试试纯鸡肉肠或者豆制热狗。

6. 调味品

选购低脂菜籽油蛋黄酱（其中含有对心脏有益的Ω−3脂肪酸）、低盐酸辣酱、芥末、番茄汁和调味料。在超市的熟食区好好找一找健康的纤维含量高的产品。我们的最爱之一鹰嘴豆泥，美味又营养，撒一点蒜末在上面，真是三明治的绝佳配料，或者作为小胡萝卜的蘸料也不错。

下面的食物一定要扔掉，并且保证不再购买：

汽水和甜味的茶或果汁饮料。如果你一定要喝碳酸饮料或者甜味饮料，每日喝一次没什么问题。

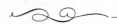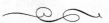

专题 血糖病解决办法——购物单

保存好下面的购物单，这样就能在逛超市的时候快速找到健康食物了。

保存在橱柜里的			
香蕉	大蒜	甜瓜（西瓜或者蜜瓜）	洋葱
橙子	梅子	红薯	冬瓜

保存在冰箱里的			
苹果	灯笼椒	菜花	黄油（最好是轻质的）
橙子	梅子	红薯	冬瓜
胡萝卜	花椰菜	芹菜	包心菜（绿的或红的）
奶酪	黄瓜	茄子	鸡蛋
绿色蔬菜	柚子	葡萄	柠檬
橙汁	坚果	蘑菇	牛奶（含脂量1%）
香芹	葡萄干	青葱	葵花籽或芝麻
减脂酸奶油	南瓜	虾	低脂原味酸奶
菠菜	无糖椰子肉	火鸡肉	玉米饼（玉米或全麦）
蔬菜汉堡	全麦面包		

需冷冻的			
菜花	牛肉（精瘦肉）	羔羊肉（馅料）	鸡肉（去皮，无骨鸡胸肉）
玉米	速冻水果（无糖）	绿色豆类食品	培根（猪肉或火鸡肉）
豌豆	猪肉（馅料）	鲑鱼	香肠（猪肉或火鸡肉）

保存在食品储存室里的			
干蘑菇	红糖	黑米	罐装番茄酱
辣椒酱	罐装蛤蜊	罐装水果	枫糖（低热量）
芥末	菜籽油	燕麦粉	全麦粗麦粉
燕麦	橄榄油	橄榄	纯花生酱
无盐干花生酱	珍珠麦	香蒜沙司	藜麦
烤辣椒	盐	芝麻油	豆面
酱油	三氯蔗糖	甜叶菊	茶或草药茶
醋	全麦脆饼	全麦面粉	全麦意面
罐装肉汁（鸡肉或牛肉）		蛋黄酱（不加糖）	
水果配料（多种口味）		意式番茄酱（低糖）	
可可粉（无糖）		苹果汁（或苹果酒，需保存在冰箱里）	
杏仁		干豆子或罐装豆子（黑豆、小扁豆等）	
全麦糕点粉		鱼肉罐头（凤尾鱼、鲑鱼、沙丁鱼、鲑鲈鱼或金枪鱼）	

冰 柜

如果你足够幸运，能够有一个大的冰柜，那就塞满它吧！冰柜是保存健康食品的绝佳地点。你可以在冰柜里储存家常饭菜，它是可以保证你健康饮食的好选择，同时让你又易烹饪，食物又美味可口。速冻食品就是为了便捷而生产的，一般都可以储存一年，所以很有必要储存一些。

1. 速冻蔬菜

在蔬菜成熟的时候赶紧把它们冷冻好。新鲜蔬菜的营养物质要比打蔫儿的蔬菜高得多。用亚洲式的炒菜方法或者其他配料来保存住蔬菜中各种营养物质，你的选择应该包括以下一种或者更多食品：菜花、胡萝卜、花椰菜，还有布鲁塞尔芽菜。想要有趣一点的话就冷冻些日本毛豆（嫩豆子或者青豆子）。

2. 冷冻水果

和蔬菜一样，水果也要在成熟的时候赶紧冷冻好。最好的选择是浆果（富含抗氧化成分），还有芒果（富含β胡萝卜素），它们不仅美味而且营养丰富。在做奶昔的时候加上半量杯的蓝莓和半量杯的红梅，或者加到煎饼或者面包里。

3. 冷冻豆类食品

蔬菜汉堡和热狗可以在10分钟内做好，有一些蔬菜汉堡甚至可以直接吃！

4. 冷冻虾和扇贝

冻虾和冻扇贝和新鲜的一样好吃。实际上，大多数所谓"新鲜"的虾出售前都是先被冷冻，然后食用时再经过解冻处理的。

5. 坚果

没错，我们建议将坚果冷冻储存，这样可以使坚果保存更长的时间。因为低温可以防止对健康有益的油脂变质。

6. 全麦面粉

将全麦面粉扎紧放在冷冻室中，食用前拿到室温下。

以下食品务必扔掉，并且保证不再购买：
①高脂肪、高热量、高糖含量的冷冻食品（你可以根据自己的口味储存一种冰淇淋，或者自己用水果和果汁做果汁雪糕）。
②高盐含量的冷冻食品。

烹饪小窍门

现在，厨房已经整理好了，不健康的食品都清理掉了。我们储存的都是健康、营养、美味又对身体好的食品。那么我们该怎么烹饪呢？接着往下看吧！

1. 豆类——控制血糖的法宝

豆类食品有多种多样的形状、大小和颜色。每种不同的豆子都含有不同的维生素、矿物质和其他营养物质。豆子中还含有丰富的纤维，因此血糖生成指数很低。下面是一些如何准备豆类食品的建议。

①在沙拉或者意面中加些罐装豆类食品，或者将豆类食品与香草混成蘸料佐餐。

②如果你时间很充裕，那就用干豆子做更美味的东西吧！慢火炖豆子汤一定特别美味。烹饪之前把豆子浸泡一夜会使其更可口。或者试试用浸湿的技巧快些烹饪豆子：将豆子放在锅里，加水煮2～3分钟，然后静置1～4小时。加些豆子在汤里，然后根据包装袋上的做法烹饪。

2. 橄榄油和其他油——从常见植物到外来物种

菜籽油或者植物油，比起其他饱和脂肪酸或者固体脂肪都要健康许多。但是当你想使用健康的油脂烹饪时，最好的选择就是橄榄油，或者是从外来物种中获取的植物油。高质量的油会很贵，但是会使食物异常美味。下面是一些如何使用油脂的建议。

①特纯橄榄油是一种深绿色的液体，口味很厚重。特纯橄榄油是生食菜肴，比如调味料、腌泡汁和酱汁的最好的原料。你也可以在烹饪意面或者素菜的最后加些特纯橄榄油。

②经典橄榄油的颜色更纯正，口味很温和。它是一种任何菜肴配料的最佳选择。

③特纯轻橄榄油的橄榄油口味比较淡。烹饪中常用这种橄榄油做调味剂、炒菜，或者烤制食物。在所有橄榄油中，特纯轻橄榄油在高温下能最好保持口味。

④纯坚果油是整个或者大个的烤制坚果磨成的，然后经过过滤而获得的油。这种油有坚果的味道。核桃油是用英国核桃制成的，呈黄色，味道很不错。烹饪会破坏其核桃的口感，所以可以用这种油做配料或者蘸料，或者在热菜上桌前滴上几滴。杏仁油的口感温和，抗高温性较核桃油好。杏仁油是很好的配料，清炖和烤制用油。在做松饼或者绿色豆类菜肴的时候可以尝试用杏仁油。

3. 坚果——健康好伴侣

古罗马人常常在吃甜点或者甜点过后吃坚果，后来就有了一个短语"从汤到甜点才是一顿饭"。你可以在任何菜肴中加咸或甜的坚果。而且坚果中的健康单一不饱和脂肪酸、蛋白质和其他重要的维生素和矿物质含量都很高。多吃坚果很健康，但是要保证每次只吃一把就好。下面是一些小建议。

①将坚果烤一下味道会更好。将坚果放在长柄平底锅中，中火加热，不断翻炒至颜色变深且有香味散出。2～3分钟后即好。如果你使用烤箱，那么将烤箱调至176摄氏度，将坚果装盘放入烤箱，烤制3～5分钟。

②与意面同食。意面和砂锅菜都是典型的血糖生成指数偏高的菜肴。比如白面意面、土豆或者面包屑这些原料，都能导致血糖升高。在菜肴里加上坚果，既能保持菜肴的美味，又能降低血糖。松仁配意面或粗麦粉非常棒。山胡桃、核桃和杏仁配砂锅菜、蔬菜和米饭特别美味。

③除了花生酱，还有很多选择。腰果酱配水果十分美味，夏威夷果酱口感绵滑，配上三明治非常好吃。杏仁酱是非常棒的酱料。你可以用任何一种坚果酱做蘸料或酱料，包括芝麻酱。芝麻酱的口感也非常不错。你可以在大型超市或者健康食品店中买到这些坚果酱。

4. 全谷食品——意面及其他

能够放弃白面包、白米饭或者含糖的早餐麦片很难。但是为了健康，为了降低患糖尿病和其他疾病的风险，美国人开始尝试全谷食品了。下面是一些食用含纤维和维生素的全谷食品的小窍门。

①不再食用白面意面，改吃全麦意面。这样就能获取更多的纤维。全麦意面是一种低血糖生成指数食品，并且味道要好得多。全麦意面的口味更多样，可能与你之前食用的传统意面比起来，全麦意面的口感有些怪。

大多数超市都销售棍状全麦意面和花饰全麦意面，它们就摆在白面意面的旁边。全麦粗粉是一种小颗粒、高纤维的意大利面，可以用来做很棒的全麦沙拉和肉菜烩饭，单独食用时也是不错的配菜。

②糙米比白米的纤维含量和维生素含量都要高，并且口感很好。不管是短的还是长的都是很好地砂锅菜配菜。许多食品店都有卖全麦混合米，其中就有野生稻米和糙米。这些米的口味要比白米好得多。如果你一定要食用白米，那么就选择蒸谷米，这种米的血糖生成指数比一般白米要低一些。

③全麦面粉可以给鱼肉或鸡肉做浇头，并且配上全麦面包屑。将2片全麦面包放入加工机中，可以得到1/2量杯的全麦面包屑。做成的面包屑要立即食用，或冷冻起来。

5. 全麦粉——好过白面粉

除非你已经尝试过荞麦粉做的煎饼或面包了，不然就别犹豫了，赶紧丢开白面粉吧！初次食用，将全麦粉和白面粉混合起来，用于调味剂或者洒在肉上。下面是你必须知道的几点关于全麦面粉的用法。

①做精制的烤制食品，比如蛋糕，可以选择使用全麦粉和燕麦粉的混合粉。举个例子，用1/2量杯全麦粉和1/2量杯燕麦粉代替1量杯白面粉。你也可以将全麦粉多筛几次，让口感较温和。

②全麦粉比白面粉更吸水，所以你需要多加些水、牛奶或者果汁，或者多加几勺白面粉。

③试一下卡姆特面粉。这种面粉是现代小麦的近亲，并且富含更多的矿物质。卡姆特面粉中含有很高的谷蛋白，这使得这种面粉更适合代替白面粉。卡姆特面粉吃起来营养更丰富，而且比白面粉含有更多的蛋白质和纤维。

④尝试一下荞麦和苋菜粉。荞麦粉中不含有谷蛋白，并且是做煎饼、面包、饺子和意面的不错选择。苋菜粉可以使食物更细嫩，并且吃起来有坚果的感觉。如果你使用的菜谱中需要用一种以上的面粉，那么就可以用1量杯苋菜粉替换1量杯白面粉。

⑤全麦粉可以使烤制食物更美味。全麦粉烤出来的东西要比白米粉重一些，你可以在烤制食物前多筛几次面粉。

6. 药材、香料和调味品——提味、减脂、减热量

不要再一成不变地在菜花上撒柠檬汁了。来点儿以前不常用的调味剂吧，如藏红花、香草豆、新鲜普罗旺斯香草。下面是一些小建议：

①香草中的油具有挥发性，因此可以发出香味。在使用干香草时，在烹饪的前几个步骤就将香草加进去，这样可以使香草有时间挥发其香味。如想要更浓的香味，那么就在使用前碾碎。另外一些好用的香草有罗勒叶和香芹，这两样都是在烹饪的后续阶段加进去才好。

②柠檬汁几乎可以加在任何菜肴里提香，比如鸡肉、鱼肉、意面或者蔬菜。柠檬或者橙子皮都可以使烤制的食物更加美味，比如松饼和曲奇。香醋也可以给食物提味。

在沙拉、蔬菜或者豆子上撒些你喜欢的果醋，比如红莓醋，可以使菜肴更鲜美。

③风干食物的味道都很棒。一把切碎的番茄干可以让比萨、意面和沙拉更美味。或者在米饭、汤或者砂锅菜里加些干蘑菇，味道更不错。如果你烤制松饼、面包或者甜点，那么试试加些水果干吧。把鳄梨干、枣干、无花果干或者葡萄干和任何一种液体一起加热，其口感简直棒极了。

④提高档次！没有什么东西能让一道菜的档次提高的那么快，只有辣味调味料。洋葱辣味汁、辣椒汁或者切碎的辣椒都能让菜肴的味道更上一层楼。市面上有很多种辣味调味剂可供选择，有些名字古怪而可笑，比如僵尸辣酱和戴维的疯狂酱汁。

第十章

餐厅里的健康选择

一人份比萨的热量是740千卡（约3 098千焦）热量、39克脂肪。一个三层的芝士汉堡的热量是810千卡（约3 390千焦）热量、47克脂肪，这些是正常人一整天两顿饭的热量和脂肪量。

该怎样面对这种油腻的情况呢？第一，最重要的就是你。作为一家餐厅的主顾，你一定要做自己该做的选择。服务生、厨师还有餐厅经理都想让你满意，所以你要做的就是告诉他们你的要求。第二，越来越多的快餐店、小吃店还有高档餐厅都开始提供健康菜肴供顾客选择。

我们相信，在外面吃饭应该是一种享受。没有必要再点干巴巴的鸡胸肉加一杯水，闷闷不乐地吃完一餐饭。有什么小窍门吗？那就是点菜之前做一些准备，你就可以掌控菜单，不再受诱惑的折磨，并且忍受各种花花绿绿的美食的诱惑，吃完后开心地离开餐厅。

我的菜单我做主

在外面吃饭也就是瞎吃。通常在外面吃饭不会考虑什么食品标签，所以你就没有意识到吃下去的奶酪、黄油、植物油、糖的情况并且吃了很多（如芙卡夏三明治中含有1 222千卡（约5 115千焦）热量和65克脂肪）。蔬菜是配着黄油和奶油吃的；面包很好，可惜是白面的；沙拉看起来挺健康，可实际上里面的热量和脂肪比一个芝士汉堡都要多。另外还有鸡肉和许许多多的酱料。

然后想想吃的分量吧。纽约大学的研究人员称量了曼哈顿熟食店每日供应的饭菜，结果很令人震惊：与政府建议的分量比起来，比萨的分量高了5倍，点心的分量高了7倍，松饼高了3倍。有一点你可能不会意识到：在过去的30～50年，我们日常饮食的分量在缓慢地、一点点地增加。丽萨·杨是一位研究型作者，在她的著作《分量告密者》中，她提到：我发现很可怕的是，现如今我们购买的食物通常要比这些食物最初被引进时多了2～3倍，甚至5倍。

如果你觉得餐厅中充满了诱惑，那么别感到孤独，其实连厨师们也这样感觉。如果你一直被巧克力蛋糕、意大利面、提子面包还有培根卷包围着，你会怎么办？名厨萨拉·莫尔顿坦白说："在餐厅吃饭总是会让我很无措。你看，连厨师都不能抵抗美食的诱惑。"

然而莫尔顿主厨却很苗条，甚至几年前她准备要开办一个电视烹饪节目时，她还瘦了几千克（摄像拍出来的效果让人看起来胖5千克）。别让自己太饿，特别是在外出吃饭前。她还说，当你感到饿的时候，你就根本抵挡不住食物的诱惑。她说："我知道自己在周五晚上吃奶酪可以解一周的馋。"莫尔顿每周都和丈夫在外面吃一次饭。午餐的时候，莫尔顿有时要吃714千千卡（约2 989千焦）热量的马苏里拉奶酪、番茄、罗勒三明治。并且，她相信规律的饮食是她保持身材的制胜法宝。她最近的晚餐热量是300千卡（约1 256千焦）。

你该怎样达到这样的境界呢？以下是一些小建议：

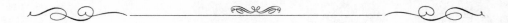

平均每份快餐的热量是1 000千卡（约4 186千焦），并且快餐里全是精制碳水化合物，这些都能使血糖水平升高。但是如果你记得怎样吃才是健康的，那就没问题了。最简规则：如果你一餐吃快餐，那么保证其他餐的食物都是健康的，比如吃蔬菜和水果。

早餐

吃一个原味百吉饼、吐司或者英式松饼，不要吃甜甜圈或者松饼，这些食物中的糖和脂肪很多。再加些果汁或者低脂或脱脂牛奶。另外的好选择：凉麦片粥加脱脂牛奶，不加黄油的煎饼，或者原味炒蛋。控制食用高脂肪的培根、香肠和奶酪，并且在早餐三明治中不要加这些食物。

午餐和晚餐

可以选择一份烤鸡肉三明治，或者原味汉堡，正常大小或者小号的，不要加蛋黄酱或者其他调味酱。不吃油炸食品。大多数快餐现在都配汤和沙拉。

墨西哥快餐

选择豆子玉米饼、软玉米饼和其他非油炸食物。可以食用奶酪、酸奶和鳄梨沙拉酱。选择鸡肉，不吃牛肉，控制油炸豆类食品，选择低脂肪的辣味调料。不要吃任何炸玉米饼皮，玉米饼皮沙拉中的热量高达1 000千卡（约4 186千焦）。

沙拉

选择绿色蔬菜，控制食用高脂肪的调味料，不加培根丁、奶酪和油炸面包丁，也不要加土豆或者通心粉。

比萨

选择薄的蔬菜比萨饼，只吃1片或2片。加肉或者奶酪就是加了热量、脂肪和盐。

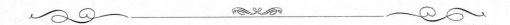

专题 **抵制食物诱惑，逃离超市饮食区的7种方法**

没完没了的兜售叫卖声，长的望不到头的付款队伍，逛超市真是让人头疼。下面是7种让你抵制食物诱惑并逃离饮食区的方法。

1. 晚点儿再去购物。避开周末的购物大军，充分利用晚间购物时段。吃了晚餐再去超市。

2. 穿的随意些。穿上舒服的休闲鞋，把外套丢在车里。这样就不会在逛超市的时候感觉很累了，也不会去找点儿零食吃了。

3. 去市中心购物或者找一个露天的市场。你可以慢慢逛，还可以去喝杯咖啡。

4. 吃完再去。不要饿着肚子去购物，好好吃顿饭，然后再出发。

5. 闻闻洗发露，或者去按摩椅上坐一会儿，这样就不会因为压力而吃太多。

6. 逛逛小卖部。喝一杯饮料，或者来一袋小吃，省下点儿热量和钱，这样过后就不会吃多了。

7. 来点儿糖果，来一块松露巧克力糖吧，才60千卡（约251千焦）热量，很好的低热量零食。

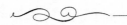
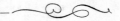

第一步：别让诱惑牵着走

上菜之前一般都是很挣扎的，那么就坚定立场，与不健康的食物势不两立。

①管住嘴。在去吃晚餐之前，吃点儿诸如汤、午餐时剩下的鸡肉、一块儿吐司配低脂奶酪和剩菜、酸奶配水果和坚果、一个老鸡蛋，或者来点儿苹果配肉桂。任何健康的食物都比餐厅的开胃菜热量要低得多。

②选对地方。要熟悉各家餐厅，并且在去之前想一下自己想吃什么。别让菜单牵着你走。如果你以前去过一家餐厅，并且能抵住诱惑，那么点菜的时候就别看菜单。点自己想吃的，或者让服务生帮助你。这是你的晚餐，一定要掌握主动权。

③别点面包篮。要面包篮是导致吃多的主要原因之一。别点面包篮，只拿一片面包佐餐就够了。面包可以多增加500千卡（约2 093千焦）热量，这还不包括同食的黄油或者橄榄油。

④只喝一杯酒精饮料。不管是什么酒，鸡尾酒也好，葡萄酒也好，只要是含酒精的饮料，就可以击垮你的计划。另外，酒精会让你感到口渴，还没有丝毫营养价值。在你出去吃饭的时候，保证自己只点一杯酒，或者点一瓶高档矿泉水做替代。

⑤由于人体会首先将酒精转化为能量（其次是碳水化合物、蛋白质和脂肪），当你边吃边喝时，多余的热量就被储存为脂肪。为了不让脂肪堆积，如果点了酒，那就不要吃高脂肪含量的菜（比如鸭肉和费列牛排），要点低脂肪含量的菜（例如白鲑

135

鱼、猪肉、禽类或者鹿肉）。

⑥喝水。你以前一定听说过这一点了，但是我们还是要再说一次：每顿饭前、饭中和饭后都要喝水，不管是在家吃饭、在餐厅吃饭还是其他地方。

专题 飞机旅行：是自带还是买

别让你自己对机场和飞机上的食物有任何的同情之心。实际上，这些食物都是多糖、多脂肪、超量的，会给你的健康带来一定的危害。因此最好在自己的手提箱中自带一些零食，比如杏仁、果脯、高纤维低糖的"能量棒"。

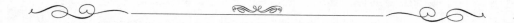

第二步：自信地点菜

如果服务生让你很厌烦，那么马上让他们闭嘴。别担心自己的问题和要求太多，也别害羞。在厨房和餐桌之间跑来跑去是他们的工作，而且他们是想取悦你的。下面是一些建议：

①时刻注意分量。相信我们，你可能不需要点开胃菜和主菜。一些餐厅以每顿饭的分量要比正常分量多七倍而著称。

计划好盘子里的食物分量，或者让服务生在饭前就把一半吃的打包好。为什么想要把多余的食物拿开呢？宾州大学的一项研究表明，当参与者得到的食物多余所需的时候，他们也吃的干干净净，而且吃完也不觉得特别撑。

②开胃菜的分量都比较正常。点一道自己最喜欢的菜，然后再配点沙拉，或者点两份开胃菜，其中一份是素的。

一定要问清楚。这道菜是油炸的吗？用什么调料？每道菜的配菜是什么？可以把白米换成糙米吗？

③一定要些调味剂和蘸料。你会发现其实你需要的调味剂和蘸料很少。

④在肚子饿的时候不要点新菜。如果你点了，那么很可能就会吃多，然后就开始后悔。如果你很饿，点一道备用菜吧。

⑤多点蔬菜。点一份大的混合沙拉，或者橄榄油炖蔬菜，或者蒸蔬菜（蒸蔬菜一般都配有蘸料）。

⑥小口喝肉汤。汤是很好的可以填饱肚子的食物。一定要点蔬菜多，肉汁和豆子做的汤，不要点奶油汤和杂烩汤。

第三步：圆满地结束点菜

服务生拿着点菜单走了以后，你也不能放松警惕。下面是一些你要注意的问题：

①保持警惕。当我们聊天的时候，很容易地想都不用想就会把盘子里的东西吃光。吃完了自己的一份后就让服务生把剩下的食物打包。好处就是明天的午餐或者晚餐不愁了。

②饭后喝点茶。姜茶有助于消化，绿茶对健康特别有好处。许多餐厅都提供进口茶，所以饭后来点茶吧！有些茶有水果味，是很好的甜点替代品。

③给所有人点份甜点。吃三小口巧克力蛋糕是没什么大问题的。一定保证其他人会把这份甜点吃光。

世界各国的健康饮食

不管是意大利菜、中国菜还是墨西哥菜，我们提供的最佳建议一定会帮助你控制血糖水平和腰围的。

1. 美国菜

我们现在有着多种多样的菜品选择，最传统的美国家常菜一直都是我们的最爱。但是这种传统菜单的脂肪和热量含量都很高，而且肉菜居多，比较健康的全麦食物和素菜很少。为了减低脂肪含量，请选择烤制食物、腌制食物或烧烤。

最佳选择

· 曼哈顿蛤蜊浓汤　　　· 蔬菜汤　　　· 虾做开胃菜

· 碳烤猪排　　　　　　· 虾配肉饭

· 汉堡（生重4～6盎司（113～170克））配生菜、西红柿、洋葱、烧烤酱和芥末（不要加奶酪和蛋黄酱）

· 香辣鸡肉配蒸蔬菜和烤土豆（配2勺以下酸奶油）

2. 中国菜

不管是点外卖还是去中餐馆就餐，中国菜总是很健康的。控制住自己别点脆面和一些甜的或酸的菜（也就是带挂浆的和油炸的食物）。可以选择蒸米饭，或者蔬菜炒饭，别点猪肉炒饭。在开始之前，多看一眼菜单，看看都有哪些低脂肪选择。

最佳选择

· 鸡肉炒菜花　　　　· 鸡肉炒面

· 素豆腐　　　　　　· 素馅蒸饺

· 小蛋卷配米饭

· 鸡蛋汤、酸辣汤、馄饨，或者蔬菜汤

· 虾或蔬菜捞面（虾或者蔬菜配软面条）

3. 法国菜

法国菜的脂肪含量太多了：奶油、烤鸭腿等等。为了不吃太多脂肪，请点少用调味汁的菜，并且不要点配蒜泥蛋黄酱、法式蛋黄酱或者法式牛油的菜。

最佳选择

· 海鲜炖菜　　　· 辣汁鱼　　　· 锡纸烤鱼

· 什锦炖菜（蔬菜、橄榄油、大蒜和香草烹饪而成）

· 蔬菜沙拉（芹菜根、红包心菜、黄瓜、韭菜、西红柿，生吃或稍微烹饪一下）

· 水果蔬菜浓汤（配禽类或肉）

4. 印度菜

印度菜的主料是蔬菜，印度香米和一些豆类调味料（比如鹰嘴豆）。只要不点奶油咖喱和用椰子做的菜就好。椰子油是一种最饱和的脂肪。也不要点印度薄饼，可以点印度面包和印度烤饼，不可以点印度油饼。

最佳选择

· 咖喱肉汤　　　· 奶酪菠菜　　　· 黄瓜酸奶

· 小扁豆辣椒汤　· 辣味扁豆　　　· 印度蔬菜炒饭

· 印度烤鸡或烤鱼　　　　· 鸡肉菠菜或虾炒菠菜

· 玛莎拉鸡肉或鱼肉（玛莎拉是一种辣味低脂香料）

5. 意大利菜

意大利菜最出名的是面包、沙拉和意面，这些在意大利都是健康食物，但是黄油配面包，或者橄榄油配面包，用奶油酱配沙拉，或者点一份8盎司（约227克）的比萨配意面酱，这样一来所谓的健康饮食就全是白扯了。意面的脂肪含量很低，但是它的热量却较高。传统的意大利餐厅做的都是8盎司（约227克）的比萨。最好是吃一半带走一半，或者点一份3盎司（约85克）或4盎司（约113克）的比萨。请选择天使面、细面、扁面、扁宽面或者通心粉。不要配着意面酱、干酪沙司和奶油沙司吃意面，可以食用海员沙司、蘑菇沙司、红酒和蛤蜊。

最佳选择

- 蔬菜通心粉汤　　· 虾配蔬菜
- 海员酱蚌　　· 意式鸡块（保证鸡肉没有涂面包屑）

6. 墨西哥菜

墨西哥菜的主料是玉米、大米、辣椒和豆子，这些都是营养丰富又低脂低热量的食物。但是不要食用油炸的菜肴。不要点墨西哥薯片，可以点软的面食或者玉米饼（非油炸），而且要配黑豆，不要配油浸过的豆子。点一份番茄、辣椒和洋葱混合的沙拉，想吃多少吃多少。而且别担心，下面有很多可以选择的菜。

最佳选择

- 黑豆汤或凉菜汤　　· 鸡肉卷、虾肉卷或牛肉卷
- 鸡肉玉米卷饼　　· 鸡肉饭
- 豆子玉米卷加少许奶酪　　· 酸橘汁腌鱼
- 墨西哥软玉米卷配豆子、生菜、西红柿和辣味酱汁，再加一点奶酪

第十一章

甜食、零食与骗局

糖果、辣味肉桂小面包、奶酪比萨、奶酪条……我们对这些食品非常着迷，这真是生活的规定模式：人生来就是爱吃甜食和咸食。

有研究显示，比起酸的和苦的食物，出生三天的婴儿们更爱吃甜的，有些婴儿则喜欢吃咸的东西。脂肪呢？最近的研究表明，人实际上可以尝的出脂肪的味道，就像我们能尝的出甜、酸、苦和咸一样。

唉！我们想吃这些东西，我们就是愿意吃这些东西。到处都是这些食物——甜的、脆的、绵的、咸的零食到处都是，但是它们对血糖和腰围的威胁太大了。好消息来了：如果你仔细挑选，吃这些零食又不影响血糖是很有可能的。

抵制诱惑的好方法

允许自己偶尔吃点儿甜食也不为过，而且还能让你更好地坚持饮食计划。下面是4条如何挑选甜食的攻略：

1. 选出自己最喜欢的5种甜食。然后计算它们的碳水化合物含量。每分量果冻的碳水化合物含量是多少，每分量冻酸奶的碳水化合物含量是多少，一块芝士蛋糕呢。把这些食物的碳水化合物含量记下来，或者在食品标签上的营养成分表中也可以找到。

2. 只吃半分量。通常，只吃一口自己最爱的甜食肯定不解馋。可以试试下面的策略：和朋友、家人分享，让家人把吃的藏起来。

3. 等量交换。如果你非得要吃巧克力圣代，那么晚餐时就不能吃蛋卷和黄油，或者任何其他高热量的食物（酸奶也不能吃，并且只能吃一点点奶酪）。

4. 让热量燃烧起来。吃过零食后散步半小时。运动可以帮助控制血糖。

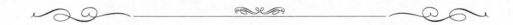

专题 巧克力和改变

更年期之前，你可以控制食用巧克力的量，现在呢，你没完没了地吃。这是为什么呢？

土耳其最近做了一项研究，结果显示，更年期妇女的味蕾有些许变化，这使得她们更喜欢吃甜食。另外，中年妇女对甜味的食品不再那么敏感，结果就是她们想吃更多更甜的食品来满足自己。

该项研究的参与者是20名男性和20名更年期女性（平均年龄60岁），研究人员让他们尝一下各种不同的调料，让他们分辨是咸、苦、无味还是甜。研究发现，性别并不是这项研究中的主要矛盾，能不能尝得出来前三种味道，并不取决于性别。而使研究人员很困惑的是，女性参与者不太能尝得出来甜味。

研究还发现，35%的更年期女性的味觉改变了，45%的人声称他们在中年时就将饮食习惯改变了，他们更喜欢吃甜的。

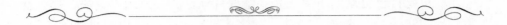

专题 **便利店里健康食品的选择**

便利店卖的东西脂肪多、糖多、盐也多，这些都能使你的血糖上升，你的腰围变粗。下面是一些建议，来看看什么零食比较健康吧。

花生酱脆饼	1块	240千卡（约1005千焦）	美味又健康，含有5克纤维，还有维生素和矿物质
瘦身巧克力饮料	11盎司（约312克）	220千卡（约921千焦）	尝起来像奶昔，含有5克纤维，还有维生素和矿物质
草莓果肉低脂酸奶	8盎司（约227克）	210千卡（约879千焦）	香甜可口，含有300毫克钙
卡夫奶酪条	1盎司（约28克）	80千卡（约335千焦）	钙含量相当于半杯牛奶，和V8果汁配起来非常棒
V8果汁	10盎司（约283克）每瓶	70千卡（约293千焦）	非常美味，富含具有抗癌作用的β-胡萝卜素和番茄红素
蜂蜜腰果	1.5盎司（约43克）每包	230千卡（约963千焦）	富含单一不饱和脂肪酸和维生素E

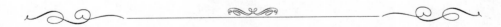

当你食用松脆食品的时候

诸如薯片和奶酪卷这样的松脆食品中含有大量的脂肪和盐。和甜食一样，松脆食品中也含有很高的精制碳水化合物和反式脂肪酸，所以不能每日都吃这种食品。然而，偶尔吃一些也没问题。下面是一些小建议：

1. 只吃自己喜欢的东西。如果吃薯片让你的心脏跳得更快，那么就坚决不再食用了。

2. 定时吃零食。别想吃就吃，这样一定会吃多。如果早上吃了健康营养的早餐，那么可以在午餐的时候吃一小袋薯片。

3. 少买点儿。只购买单分量的咸味零食（购买甜食时也一样）。如果我们买大包零食时，那么我们吃的就会很多。伊利诺伊州立大学的研究人员发现，用大容器盛装食品时，人们会多吃7%～43%。

4. 考虑一下代替品。找一下不太咸的零食，这样能控制脂肪和热量。烤制的薯片和墨西哥薯片比以前要健康。一些人不能分辨这些薯片。只要别吃一整包。"不含脂肪"不代表"不含热量"。

5. 选择真材实料的零食。代替品并不能使我们满足。如果你不喜欢低脂奶酪，那么就购买全脂奶酪吧，但是每次只能吃一点点。

| 第十二章 |

营养补剂的真面目

只有7%的女性从不错过一顿饭，也不会因为心情不好就在晚餐时吃爆米花，如果你是其中的一员，那么也许你不需要补剂。而其他的93%则需要补剂来为身体补充营养物质，有些补剂还可以帮助控制血糖。

说得容易做到难。超市里有多种多样的补剂，都把自己夸得特别的棒，问题是我们需要哪种呢，我们已经搞清楚了，很多补剂都在广告中宣称对血糖有控制作用，但其实根本是骗人的。很多补剂没有经过严格的检验，因此我们不会向读者们推荐这类产品。

比较好的做法是：时刻关注最新的补剂信息。这些信息一定是最近的研究成果。我们已经对一些大家可能会需要的补剂做了分类，并且我们也为大家提供一些能安全有效控制血糖的产品信息。

从多种维生素和微量元素开始

以下所有营养补剂都是每日所需的多种维生素，都可以随饭食用。比起分开购买维生素补剂，多种维生素可以为你省钱，并且多种维生素共同食用，保健效果会更好。下面的建议量是为成人准备的，儿童慎用（我们会针对孕妇、哺乳期及更年期妇女做特殊的说明）。当你咨询医生营养补剂的使用或者去购买补剂时，随身携带这些建议，以便查阅。

请注意：维生素不能代替日常健康饮食，但是维生素可以帮助补充日常饮食所需营养物质，并且可以让人清醒冷静。

1. 维生素A/β胡萝卜素

这两种维生素可以提高免疫功能，保持身体健康状态，强健骨骼和牙齿，还可以保护视力。

用量：维生素A至多食用5 000国际单位（用量多容易引起天生缺陷），β胡萝卜素至少食用20%，它是无毒的。人体可以将β胡萝卜素转化为维生素A，但是只能转化人体所需的量。

补剂选择：维生素A和β胡萝卜素混合补剂（比如棕榈酸酯或醋酸盐、乙酸盐）。

食补选择：强化牛乳、动物肝脏、蛋黄（维生素A）；深绿色叶蔬菜、深橙色食品（β胡萝卜素）。

2. 维生素D

维生素D可以强健骨骼，防止骨质疏松，还可以降低患结肠癌的风险，防止多发性硬化和风湿性关节炎，也可以保护视力，抑制经前综合征。

用量：19～50岁，以及孕妇或哺乳期妇女，200国际单位；51～70岁，400国际单位；70岁以上，600～800国际单位。

补剂选择：维生素D或维生素D_3。

食补选择：牛奶、果汁、豆奶、麦片（强化型）；鲑鱼、三文鱼和蛋黄。

3. 维生素E

维生素E是一种抗氧化物质，可以抵制DNA损坏，从而减缓衰老。维生素E还可以防止心脏疾病、癌症、记忆力减退和白内障的发生，也可以提高免疫功能。

用量：30国际单位，最多400国际单位的用量也是安全有益的。

补剂选择：生育酚（天然维生素E）比合成的维生素E要好。

食补选择：麦芽、红花油、大多数坚果（杏仁、榛子、花生等）还有菠菜。

4. 维生素K

有效防止血栓形成，强健骨骼，降低心脏疾病发病风险。

用量：90～120微克。

补剂选择：维生素K、维生素K_1或叶绿醌。

食补选择：绿叶蔬菜。

5. 叶酸

支持细胞生长，防止贫血和天生缺陷，降低心脏疾病、高血压、早产、记忆力减退、阿尔茨海默病、抑郁症还有癌症的发病风险。

用量：400微克，孕妇600微克，哺乳期女性500微克，如没有得到医生许可，不要食用1 000微克以上。

补剂选择：B族维生素。

食补选择：绿叶蔬菜、橙汁、麦芽，烹饪好的干豆子、谷物。

147

6. 维生素B$_6$

促进人体激素和脑内化学物质的生成，增强免疫功能，降低患心脏病、抑郁症、记忆力减退的发病风险，还可以帮助孕妇减轻怀孕初期反应。

用量：2毫克。

补剂选择：维生素B$_6$或盐酸吡哆醇。

食补选择：鸡肉、鱼肉、精瘦红肉、鳄梨、土豆、香蕉、全麦食品，烹饪好的干豆子、坚果和植物种子。

7. 维生素B$_{12}$

维生素B$_{12}$能帮助你预防心脏病、健忘、贫血、抑郁，并有维护神经和大脑功能的作用。

用量：2.4微克，孕妇2.6微克，母乳喂养2.8微克。

补剂选择：维生素B$_{12}$或者钴胺素。

食补选择：瘦肉多的牛羊肉，家禽肉，甲壳类水产，鸡蛋、牛奶、豆浆。

8. 维生素C

维生素C是一种抗氧化物质，可以维护组织，促进伤口愈合，提高免疫功能，预防癌症，降低日照损伤，降低心脏疾病、白内障的发病率，降低由吸二手烟引发的组织损坏的而患病的风险。

用量：75毫克，吸烟者110毫克，孕妇85毫克，哺乳期妇女120毫克。

补剂选择：维生素C、抗坏血酸、抗坏血酸棕榈酸酯或抗坏血酸钙。

食补选择：柑橘类水果，布鲁塞尔芽菜，辣椒和绿叶蔬菜。

9. 钙

钙可以降低骨质疏松、高血压、结肠癌的患病风险，帮助溶解血栓，强健肌肉，强化神经传递，还能减轻经前综合征，帮助减肥。

用量：19～50岁的成年人、孕妇或哺乳期妇女，需要1 000毫克；50岁以上，1 200毫克。如果你每日不能保证食用3～4分量的低脂奶制品，那么就应该每日食用钙补剂。

补剂选择：各种形式的钙都是容易被吸收的。不要食用天然钙，比如生蚝壳、骨髓，这些物质中可能会含铅。

食补选择：低脂奶制品，强化果汁或豆奶，三文鱼、豆腐、绿叶蔬菜，还有干豆子或豌豆。

10. 铬

铬可以控制血糖，帮助胰岛素抵抗患者降低血糖水平。

用量：19～50岁，25微克；孕妇，30微克；哺乳期妇女，45微克；50岁以上，20微克。

补剂选择：烟酸盐、含铬酵母、吡啶甲酸（比氯化铬容易吸收）。

食补选择：全麦食品、麦芽、橙汁、鸡肉和生蚝。

11. 铜

铜有助于神经传递，红细胞生成，可以保持骨骼健壮，给大脑、心脏和免疫系统提供支持，控制血糖，防止天生缺陷。

用量：2毫克。

补剂选择：葡萄糖酸铜、或铜的硫酸盐。

食补选择：甲壳类动物，动物内脏、谷物、坚果、植物种子、大豆和绿叶蔬菜。

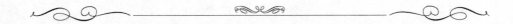

专题 血糖控制的最好补剂

除了多种维生素，下面这些营养补剂也对控制血糖有很大益处。

Ω-3脂肪酸

鱼肉（特别是冷水鱼）中含有大量的Ω-3脂肪酸。这种物质可以降低患心脏疾病、记忆力减退、骨质疏松的发病率，还可以缓解抑郁症和风湿性关节炎。

每日最佳用量：1克。甘油三酯高的人应该食用2～4克，但需要药剂师允许。建议使用二十五碳五烯酸和二十二碳六烯酸混合补剂。鱼肝油中含有丰富的Ω-3脂肪酸。

镁

绿叶蔬菜、豆类、坚果、麦芽和全麦食品中含有大量的镁。然而，1/3的糖尿病患者都缺镁。研究表明，体内镁含量提高，患2型糖尿病的风险就相应降低。

专家称，一定要确保每日摄入足够的镁（大多数人都没有这个意识）。有很多种补剂可供选择：氧化镁、碳化镁或氢氧化镁，每日用量为400毫克。

铬

豆类食品、全麦食品和菜花中都含有铬。铬可以帮助细胞吸收血糖。科学研究建议，含铬补剂可以帮助控制血糖。美国糖尿病协会表示，缺铬会引发一些健康问题，而对于大多数人来说，补剂的作用还不确定。

不是所有糖尿病患者对铬的潜在作用反应都很快。佛蒙特大学医学院副教授威廉姆表示，有证据证明高铬补剂对人是有好处的。糖尿病专家建议，每日补充600微克的铬才是有效的。烟酸铬、含铬酵母或甲吡啶铬都是很好的铬来源。

丙氨酸

菠菜和肉中含有微量的丙氨酸。丙氨酸是一种抗氧化物质。专家表示，人体需要这种物质来缓解糖尿病综合征（糖尿病肾病）。血糖升高会损坏末梢神经，结果就会引发糖尿病综合征。在德国，丙氨酸是一种治疗糖尿病肾病的处方药。丙氨酸还可以通过降低胰岛素水平，加强糖在细胞中的输送来帮助糖尿病患者控制血糖。

东弗吉尼亚医学院糖尿病研究中心艾伦博士经常建议他的病人使用丙氨酸来缓解糖尿病肾病。

建议选择含量为600～1200毫克的补剂。使用前请向医生咨询是否会影响其他糖尿病用药。

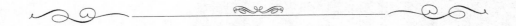

12. 铁

铁可以抗疲劳，提神，增强免疫功能，保持头脑灵活和记忆力。

用量：19～50岁女性，18毫克；孕妇，27毫克；男性和更年期女性不宜食用补铁营养剂。

补剂选择：最易吸收的是富马酸亚铁或硫酸铁化合物。

食补选择：瘦肉多的牛羊肉，鱼肉，禽类肉，烹饪好的干豆子和豌豆，杏干、绿叶蔬菜、葡萄干、全谷食品和强化麦片。

13. 镁

镁可以帮助人体肌肉生长，神经传递，控制血糖，提高免疫功能，强健骨骼，还可以降低患心脏病和糖尿病的风险，帮助缓解孕期高血压、头痛和惊厥前期。

用量：400微克，需分次食用。（详情请见下文"血糖控制的最好补剂"）

建议选择：氧化镁、碳酸镁或氢氧化镁。

食补选择：低脂牛奶、花生、鳄梨、香蕉、麦芽、全麦食品，烹饪好的豆子和豌豆，绿叶蔬菜还有生蚝。

14. 硒

硒是一种抗氧化物质，可以帮助降低患心脏疾病、风湿性关节炎和癌症的风险。

用量：55微克；孕妇，60微克；哺乳期妇女，70微克；400微克以上会引起中毒。

建议选择：硒代蛋氨酸、含硒酵母。

食补选择：全谷食品、坚果、海鲜和瘦肉。

15. 锌

锌可以加速伤口愈合，增强免疫功能，防止妊娠并发症，帮助保持骨骼强健，而且锌没有异味。

用量：8毫克；孕妇，11毫克；哺乳期妇女，12毫克；每日用量不得超过40毫克。

建议选择：葡萄糖酸锌、吡啶甲酸锌、氧化锌或硫化锌。

食补选择：生蚝、精瘦红肉、火鸡、坚果，烹饪好的干豆子和豌豆，麦芽和全麦食品。

第四部分

血糖健康方法
之健身

第十三章

动起来
——给大忙人的建议

如果你能很大程度地提高细胞处理血糖的能力，降低患糖尿病、心脏病和癌症的概率会怎么样？如果你能最快并且最大程度地变得健康苗条，让自己充满活力，会怎么样？

你可以！只要穿上跑鞋，每周进行几次户外徒步，每日做10分钟力量训练，并且充分利用好每个可以燃烧热量的活动，比如洗车、和孩子们做游戏或者整理花园。

运动能有效地处理血糖问题

体育运动是血糖病解决办法计划的基石，不仅仅是因为体育运动可以燃烧热量，将乱颤的肥肉变为结实的肌肉。有许多医学研究证明，体育锻炼可以帮助人体更有效处理血糖。以下是一些研究发现：

1. 步行（或骑单车）可以抑制胰岛素抵抗

密歇根一所大学的学者安·爱博尔进行的一项研究表明，每日都步行或骑车的女性，坚持7天后，她们的胰岛素敏感度有显著提高，这就意味着她们的细胞不再对胰岛素发出的吸收血糖的信号没有反应。加州一所大学做了一项研究，参与者是31名患有代谢综合征或2型糖尿病的男性，他们都有相同的情况：每日在跑步机上慢走，45～60分钟一组，坚持3周后，他们的胰岛素抵抗症减轻了一半。胰岛素抵抗症能引起人体内胰岛素水平的提高，结果就是提高了患糖尿病、心脏病和一些癌症的风险，甚至会引发记忆力减退和不孕、不育。

2. 多运动可以提供针对胰岛素抵抗和糖尿病前期的保护

美国纽约州布法罗市一所大学对年龄段为20～69岁的7 485名男性和5 856名女性做了调查研究。一些参与研究的志愿者有意识地进行体育锻炼，而其他人只是为了娱乐而进行运动、整理花园或步行。研究发现，在休闲时间进行体育锻炼的人患有胰岛素抵抗症的概率要低50%。这使得这一人群患有前期糖尿病的风险大大降低，而且其发生前期糖尿病症状，诸如高血糖、代谢综合征（胰岛素抵抗症、高血压等病症的结合）等病症的概率也降低很多。

3. 力量训练使细胞吸收和消化血糖更有效

日本大阪市医院进行了一项小规模但设计精妙的实验：9名女性和9名男性，都是糖尿病患者，每周进行5天短时力量训练，坚持4～6周后，他们的胰岛素敏感度提高了48%，而控制组则没有任何提高。

有氧和无氧运动相结合最好。希腊的一项实验参与者是9名患有2型糖尿病的女性，经过4个月的规定力量训练和有氧运动训练（每周每项训练进行2组），她们的血糖水平降低了13%，胰岛素水平降低38%，这意味着肌肉细胞对胰岛素更加敏感。

运动处方

体育运动在几天内就对身体代谢产生效应。在人体肌肉运动、放松的过程中，为了燃烧脂肪，肌肉从血液中一点一点地吸收葡萄糖，但是这不仅仅是开始。

体育锻炼也可以使肌肉细胞对胰岛素更敏感。胰岛素可以告诉细胞应该吸收血糖了。密苏里哥伦比亚大学的一项研究发现，不运动的小白鼠的肌肉细胞中含有很少量的接受胰岛素细胞，这使得胰岛素发出的信号不能被及时接收，从而延迟了信息的传递。在又吃又喝还不运动的小白鼠肌肉细胞中，蛋白质是接收葡萄糖的物质，并且将糖转化为更加没有活力的能量。这就好像当肌肉细胞不运动时，它们就睡着了一样，而且这个过程很快。研究人员还发现，只要保持这种不运动的状态2天，小白鼠们体内的胰岛素敏感度就降低33%。科研人员表示，这种情况也同样会发生在人体内。好好想一想吧，是窝在家里看电视，还是晚餐后出去走走，或者去健身馆锻炼一下。

体育锻炼同样可以减少腹内脂肪（腹内脂肪在腹部深处，包裹住内脏器官）。这种脂肪释放出的脂肪酸和炎症化合物可以提高患胰岛素抵抗症和2型糖尿病的概率。女性腰围超过35英寸（约0.9米），男性超过40英寸（约1米）的话就要注意了。但是只要每周进行3~5次有氧运动就可以消除掉腹部脂肪。雪城大学运动训练学专家吉尔·卡拉雷博士在最近的一项研究中发现对于患有糖尿病的女性来说，体育锻炼可以减少腹部脂肪，而且要比节食的效果好。他建议每次运动时间最好为40～60分钟。

运动计划

我们的计划包括非常简单的徒步、力量训练还有每日运动小窍门。即使你不能有规律的锻炼，也能从中受益。

我们相信这个计划可以让你有很大改变：你将会燃烧更多热量，加强心血管健康，锻炼出结实的肌肉，这样就可以提高代谢水平，从而燃烧更多热量，研究发现力量训练可以促进代谢水平，每日可多燃烧100千卡（约419千焦）热量。当你很忙，时间很紧而没有时间运动时，我们的计划也可以帮助你。如果你有将车停在离超市正门很远的位置，然后走路去超市的习惯，或是不坐电梯的习惯，又或是有和孩子们一起做游戏的习惯，那么这些运动都是生活中锻炼的一部分！

我们也会告诉你如何重新发现运动的乐趣，找到最适合你的体育锻炼方式。本章后面有一个小测试，做完测试你就会发现自己是个活泼好动的人，还是个内向深沉的人；是一个具有竞争意识的人，还是个户外型的人。然后就可以决定哪种运动最适合自己。

血糖病解决办法运动计划：

1. 徒步

如果你从未把徒步当作是一种体育锻炼，那么就让我们来告诉你如何从这种运动中慢慢受益。在28天计划的末尾，徒步将会是每日30分钟。徒步老手将会学到如何逐渐增加到60分钟甚至更多（当然，你可以替换或结合其他有氧运动，比如慢跑、骑车、游泳或者滑雪）。更多信息请看第十四章。

2. 力量训练

9项简单的训练中大多数项目都只能用自身的体重去增强肌肉。你可以选择每周6天，每日10分钟一组的力量训练，或者是每周3天，每日20分钟一组的训练，或者每周2天，每日30分钟一组的训练。这种简单易行的运动计划可以增强肌肉，缩减腰围和臀围，同时可以增强代谢能力，这样就可以每日燃烧更多的脂肪。阅读第十五章，你可以知道更多有关力量训练的计划。

3. 每日活动

有没有困惑过为什么60年代的人都那么苗条？他们不游泳，也不做什么特别的训练。他们的秘诀就是将每日的运动融入到每日的活动中去。比如手动摇车窗，用手拧干衣服，自己洗盘子，走路去公交车站和杂货店。感谢高科技啊，让我们有了自动车窗，甩干机，排成行的甜品店，快餐店和银行，甚至连啤酒屋都随处可见。结果呢，我们每日只消耗700卡（约2930千焦）热量。接着往下读，我们会告诉你如何将燃烧热量的活动结合到生活中去。

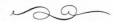

专题 **要运动**

10分钟的日常运动的减肥效果如下：

时间：10分钟	消耗热量	
	体重175磅（约80千克）	体重250磅（约80千克）
擦玻璃	48	69
打扫	31	44

续表

擦地板	53	75
园艺	42	59
除草	68	98
推除草机	52	74
做饭	46	65
洗衣服	37	53
除雪	89	130
刷房子	40	55
砍柴火	84	121
修车	43	59
看孩子	41	63
弹钢琴	32	47
跳舞	60	80
修理电器或者下水道	45	65

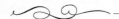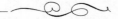

生活方式的优势

把电话放在抽屉里，这样每次接电话的时候都要燃烧一点点热量。有研究发现，每日的活动都可以燃烧一些热量，并且这个潜在的效果是很惊人的，就是自己提着电脑慢慢往健身馆走也能有效用。

有什么奥秘吗？那就是充分利用生活中非运动的生热作用。体育锻炼每日可以燃烧许多热量。在最近的一项研究中，10名超重者和10名身材较好者参与其中，科研人员对他们进行了为期10天的跟踪研究。研究发现，身材较好的人每日多燃烧350千卡（约1465千焦）热量，就是因为他们活动较多。身材较好的人总是在走动，而超重的参与者一直坐着，而且要比身材好的人每日多坐150分钟。

不管是去健身馆，还是每日的活动，都可以燃烧热量。这项研究表明，人每日通过日常活动燃烧的热量对肥胖的影响大大超出了我们的想象。然而，你不必把电话藏到厨房里，只要做一些改变，让自己能多活动就好。充分发挥自己的创造力，很快就会见成效。

你可以每日早上打开收音机，跳一会儿舞，也可以在早餐前打扫房间。如果可以中午和孩子们在一起，那么就自己准备午餐，或者在堵车的时候做做伸展运动。做运动并不一定要让自己劳累就是好事。有研究表明，活动的积累也可以燃烧热量，不管是遛狗还是瑜伽，规律的活动要比特殊的体育锻炼重要得多。

有一项研究测试了235名曾经不怎么活动的男性和女性，经过2年的实验，参与者或参加日常活动项目，或去健身馆。两项活动都有相同的效用。参与者的心脏更健康了，并且体内脂肪也减少了不少。这意味着日常活动和体育锻炼同样有效。

日常活动到底有多神奇呢？有研究发现，你的房子和花园完全可以成为你的私人健身器材，和跑鞋、自行车还有健身馆有同样的效用。

在家就能燃烧100千卡（约419千焦）热量，你可以这样做	
打扫房间25～35分钟	洗盘子或熨衣服45～50分钟
整理草坪15～25分钟	整理花园10～20分钟
整理枝叶20～25分钟	洗车并给车打蜡20～25分钟
擦玻璃20～30分钟	刷墙35～40分钟
扫雪10～15分钟	铲雪15～20分钟
堆柴火15～20分钟	

还有其他的可以帮助燃烧热量的活动（以150磅（约68千克）重的人为基准，如果你的体重超过150磅（约68千克），那么你燃烧的热量会更多）：

嚼无糖口香糖	下巴肌肉运动1小时燃烧11千卡（约46千焦）热量
和狗玩儿飞盘	5~6分钟就可以燃烧40千卡（约167千焦）热量
爬楼梯	每爬一层平均燃烧16千卡（约67千焦）热量
等朋友或等车时逛商店	10分钟燃烧35千卡（约147千焦）热量
唱歌	大约燃烧20千卡（约84千焦）热量
和孩子们做游戏	和孩子们玩儿会儿球或者飞盘，跳绳或者抛球，10分钟可燃烧80~137千卡（335~573千焦）热量
跳舞	在家打开CD机，放一段自己喜欢的音乐，跳15分钟舞可以燃烧50千卡（约209千焦）热量
踢球	踢球要比打篮球容易，半小时燃烧125千卡（约523千焦）热量
迷你高尔夫	迷你高尔夫是一种很具有挑战性的运动，1小时可燃烧211千卡（约883千焦）热量
搬沙发	重新整理客厅时，搬动沙发15分钟可燃烧100千卡（约419千焦）热量
玩儿乐器	弹钢琴、拉小提琴或吹笛子，1小时可燃烧150千卡（约628千焦）热量（如果你会打鼓，每小时可燃烧280千卡（约1 172千焦）热量）
野餐时多运动	野餐时做些游戏或者运动，半小时可燃烧100千卡（约419千焦）热量
不看电视，做运动	看电视的时候，至少有20分钟的节目，比如广告，是你根本不需要细看的。在这个时间做些运动吧，比如在房间里走一走，跳一跳，你甚至可以在看电视的时候做力量训练

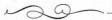 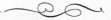

专题 **与性格相匹配的体育运动**

不管你是想改变一下现在的运动方式，还是要开始运动，下面的测试可以帮助你确定你喜欢和适合哪种运动方式，还可以帮助你制订计划和目标。每个部分都要完成，然后结合后面的解释，为自己选择合适的运动。

第一部分：性格和爱好

1. 小时候我最喜欢的活动是（   ）
a.体操、拉拉队、跳绳、跳舞
b.户外活动、修建堡垒、爬树、去树林里探险

c.竞技体育　　d.玩娃娃、读书、做填色游戏

e.参加聚会、和朋友们在一起

2．我现在的爱好是（　　）

a 任何新鲜刺激的事情

b 户外活动、整理花园、遛狗、看星星等

c 网球、纸牌或者桌游

d 读书、看电影、十字绣、画画或者任何较安静的活动

e 和朋友们一起，随便做什么事情都可以，徒步或者读书，甚至只是聊天

3.我会乐意运动，如果（　　）

a 得到新的运动视频或新器材，或者参加一项新课程

b 得到一件新的户外器材，发现新的徒步或慢跑路线，或者天气很好

c 和其他人比赛　　　　d 发现一项能特别吸引我让我投入的运动

e 在一个小组里，一起运动

4.我更喜欢（　　）

a 室内运动　　b 室外运动　　c 我能够获胜的运动

d 以我为中心的运动　　　　e 在健身馆运动

第一部分解释：

答案多数是a或者是不同字母的混合	
学习型	你总是在尝试新东西。今天你在画画，可能很多年前你是搞摄影的。你也喜欢体育运动和脑力的挑战
	可以选择能激发你发现新动作的运动，比如有氧操、非洲舞、普拉提、搏击操、太极拳、滑雪、跳绳、剑术或者篮板球等

	答案多数是b
户外型	新鲜的空气能让你更加有活力，所以，就选择到外面去，到大自然中去吧。爬山、骑车、户外徒步、园艺、越野滑雪等。如果你有自己喜欢的家用器材，那么可以选一个天气好的日子，拿到外面去用，或者在家里后院做瑜伽。

	答案多数是c
竞争型	你天生是个竞争型运动员。可以选择剑术、有氧操、搏击操、太极拳或者动感单车
	如果你年轻的时候特别喜欢一项运动，那么重新开始吧！如果你因为伤痛不能再做这项运动，可以尝试做教练，指导其他人

	答案多数是d
内向深沉型	内向深沉意味着在运动时，你喜欢思考人生，而不是单单在做运动。因为你喜欢的活动是读书，当你沉浸在一个故事里，你就忘了周围，所以你应该选择瑜伽
	可以试试户外徒步，或者登山。你也许更喜欢在一个景色优美的地方或者乡村徒步，或者是能看得见外面景色的健身馆慢走

	答案多数是e
交际型	你喜欢和人打交道，所以你更喜欢去健身馆，而不是在家运动。试试有氧操、瑜伽、动感单车、水中有氧运动、搏击操、太极拳等。做力量训练时最好找一个或两个伙伴，做循环训练

第二部分 运动方式和训练目标

5.我最初的训练目标是（   ）

a 减肥，更健康　　　b 放松，缓解压力

c 有趣　　　　　　　d 取决于我的心情

6.我更喜欢（   ）

a 运动中更有计划　　b 有一些计划，不要太多

c 不要计划　　　　　d 取决于我的心情

7.我更喜欢（   ）

a 自己做运动　　　　b 和其他人一起

c 和一个小组　　　　d 看心情

第二部分解释：

答案多数是a	
意志 坚定型	你不喜欢搞砸运动计划。你会从有计划的运动训练中受益匪浅。你可以选择始终的强度，集中做一种运动，比如单车、有氧操，或者力量训练器材、跑步机等。每周你可以消耗2 000千卡（约8 372千焦）热量，有助于减重。有一种达到这个目标的方法：每日30分钟有氧操，每周进行三组力量训练

答案多数是b	
休闲型	你的主要运动目的是放松心情，缓解压力。研究表明，体育运动和减压有直接联系。如果你感到有压力，而且你还想消耗热量，那么可以选择室内运动。在跑步机上快走5分钟，并且变换速度，重复多次
	循环力量训练是另外一种选择。每做完一组就换一下器材，让各组肌肉都能得到锻炼。做完一套后再开始第二轮，然后第三轮。这种运动方式可以帮助减压

答案多数是c	
趣味型	50分钟跑步机快走对你来说根本不算什么。运动已经成了你生活的一部分。在去健身馆之前，和狗在后院跑几圈也很有趣。或者在野餐时做些小游戏，又或在家放点儿自己喜欢的音乐，跳一会儿舞

答案多数是d	
灵活型	运动能让你精力充沛，但是规律的运动不适合你。没关系，如果你今天不想做力量训练，那么就坐一会儿瑜伽，或者慢走吧
	为了使运动方式多样化，每日要使用椭圆机，然后使用跑步机，最后再使用越野滑雪机

第三部分 你的生活方式和计划

8. 我什么时候精力最充沛（　　）

a 早上   b 中午

c 晚上或夜里   d 不一定

9. 我什么时候时间最充裕（　　）

a 早上   b 中午

c 晚上或夜里   d 不一定

10. 我的作息时间（　　）

a 早睡早起   b 每日起床时间规律，不早不晚

c 睡得晚起得晚   d 随便

第三部分解释：

答案多数是a	
晨练型	你喜欢早上做事情，因为那时你的精力最充沛。晨练更适合你。不管是去健身馆，还是到野外徒步，都比睡懒觉的人强

答案多数是b	
午练型	你更喜欢在中午的时候做运动。没关系，不管是在家还是在上班，运动都是能很好地让你休息的方式

答案多数是c	
夜练型	你从不知道日出是什么样子。如果你在夜里精力最充沛，那么就运动吧

答案多数是d或者多种字母混合	
灵活型	对你来说，一天中最好的锻炼时间是不固定的。没关系。有人在夏天的时候早上锻炼，秋天的时候下午锻炼，什么时间感觉好就什么时间锻炼好了

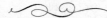
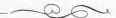

† 第十四章 †

徒步锻炼新方式

　　徒步是一种最休闲的运动，也是最有效的一种。徒步可以帮助你减重，强健体魄，控制血糖，也可以缓解压力，放松心情，增添活力。而且徒步方便易行，又比较安全，老少皆宜。

　　你可以选择任何一项有氧运动，比如慢跑、游泳、骑车、爬山、有氧操等等，而徒步仍然是我们的最佳选择。徒步很简单方便，只要出门就行了。而且除了一双好鞋，带上一瓶水，就不需要任何诸如场地和设备的要求。每周徒步5天，每次15分钟就对初始徒步者有好处。对于老手来说，每日可以徒步1小时。

　　徒步对人们减重来说是最好的选择，并且对长时间窝在家里吃零食的人来说也很实用。新手每日徒步15分钟，逐渐增加到30分钟；老手则从第一周开始每日徒步30分钟，到第四周的时候，每日徒步60分钟。

当然，即使像徒步这样简单的运动也需要精细的计划。并且如果你已经走过一段时间，那么你就可能想玩儿点新花样。不论你是新手，还是已经徒步好几年了，不论你走在林间小径上，或者在使用跑步机，或者走在马路上，或者走在小道上，下面6个策略可以让你通过徒步得到最大的好处：

策略1：新手——小步走

东华盛顿大学物理疗法科主任罗素博士表示，走得太快、太远会损伤组织。人们总是认为，不就是走路吗，没什么大不了。他们不是逐渐加快步伐，加大运动量的。但是如果你不是正常身材的话，你的身体就不能承受较远的距离和较快的步伐，特别是如果你还有些健康问题。

如果你刚刚开始徒步，每周5次在平地上步行10～20分钟是最好的，然后逐渐增加到每周15～30分钟。为了达到最好的效果，尽量每日都走。如果你有一天不走，那么还是要继续逐渐增加运动量。确保每次徒步之前都做好热身运动。徒步后做些伸展运动。

为了燃烧更多热量，将你的全身都投入到徒步运动中去。步伐要小、要快、后脚跟先着地，走的时候要摆臂。大臂和小臂成90度角，前后摆动。而不是像鸡翅膀一样在身体两边。

徒步为的是精神愉悦，而不是筋疲力尽。你的步伐不应该太僵硬也不能太松弛。太僵硬会喘不上气，太松弛就不会出汗。如果按1～10来计算力度的话，应把步伐保持在7。在7的力度上，呼吸要比正常稍微急促，但是还是可以保持正常与人聊天的。

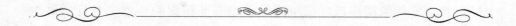

专题 穿一双合适的鞋

　　徒步的时候，当然鞋是最重要的。美国女性足部疾病医生协会副会长说，不要认为自己是个新手就买一双便宜的鞋来对付。不同的脚对鞋的要求也是不一样的，一定要选择一双合适的鞋。下面是一些建议：

别在网上买鞋

　　买鞋一定要到店里去亲自试一试。不管你是扁平足还是脚内翻，店里的售货员都会通过观察你的走路姿势帮助你选购一双合适的鞋。建议选择：独立的鞋店。

买大一号的鞋

　　特别是女性，喜欢买小一号的鞋。选购鞋的时候，应该向售货员咨询，帮助你选购一双合适的鞋。别总想着平常穿8号的，这次就一定会是8号的。运动鞋与平时穿的鞋号码不总是吻合的。

对脚别吝啬

　　一旦鞋的内垫弹簧坏了，就赶紧买双新的吧。通常来说，每双鞋至多使用500英里（约805千米）。如果你的脚、脚踝、膝盖或者背部有问题，那么换鞋就应该更勤一些。

选择一双徒步鞋

　　任何旧鞋都可以，但是这双鞋一定是为徒步设计的，这样会减少受伤的危险。一双好鞋应该是脚趾部分很柔软，但是不会弯成弓形（如果一双鞋能弯成弓形，这部分会增加鞋对跖腱膜的压力）。脚踝处也要有垫子似的支撑（不需要在鞋里垫太多鞋垫），并且脚踝处要加护垫，可以轻松提高脚踝-脚趾运动的速度。

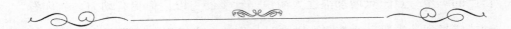

专题 **血糖病解决办法——步行**

先选择一个最合适你的运动强度。

1. 新手，并且不经常走路

2. 老手，经常走路，每次至少25分钟

请阅读第十九章的28天糖尿病解决计划中有关每日徒步的建议，这些建议可以帮助你燃烧更多的热量，强健肌肉，并且更有趣。

第一周

新手：每日15分钟。

老手：每日30分钟或更多。

第二周

新手：每日20分钟。

老手：每日40分钟或更多。

第三周

新手：每日25分钟。

老手：每日50分钟或更多。

第四周

新手：每日30分钟。

老手：每日60分钟或更多。

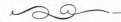 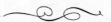

策略2：使用计步器

甩掉教练或者增加热量燃烧的秘密就是使用计步器。研究表明，久不运动的人在使用计步器后，变得更加活跃。因为这样可以设定每日的运动目标，还能看得见自己的进步。有关计步器使用的研究发现，逐渐增加每日的活动可以使我们发生很大变化。

计步器最大的作用是它能够让我们更有动力。当你徒步的时候，看着自己的脚步一点一点增加很让人愉悦。计步器可以让你更有动力。当你看到或感觉到计步器上的数字在增加时，你就会意识到自己还要继续向前。

专家建议每日至少徒步10 000步，也就是大约5英里。听起来很多是吗。但是大多数人每日的日常活动就需要步行4 000步。举个例子，如果你要把垃圾拿到外面去，那么可以提着袋子在屋子里转几圈，或者在商场里逛一逛，这些时候平均每分钟走85步。最好的使用计步器的方法是：在前3天，用计步器记录一下自然情况下每日走的步数。然后给每日的徒步做一个小计划，慢慢增加到最后的每日10 000步。如果你日常活动中走4 500步，那么就要每日增加到6 500步。

几周后，将步数增加到8500步，一直到10 000步。听起来很多吗？并不是这样。2 000步大约就是1英里（约1.6千米）。这个距离对于大多数人来说不过是15～20分钟的事。你可以在午餐的时候增加步行半小时，然后再把其他的步数分配到一天当中去。工作时，或是去杂货店的路上，将车停在离门远一些的位置等等。让脚尽可能多走一些路，打电话的时候在房间里走动也很不错。

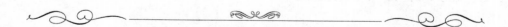

专题 别忘了伸展运动

徒步结束后，做一些简单的伸展运动。别忘了跳跃运动。慢慢地伸展，能多伸展就多伸展，这样才舒服。

体侧伸展

一只手从体侧向上伸过头顶，保持臀部固定不动，肩膀挺直不动，保持1秒，然后换另外一边。

膝盖拉伸

背墙站立，保持头、臀部和脚在一条直线上，一边膝盖向胸部靠，保持10秒，然后换另外一条腿。

墙辅助拉伸

双手撑在墙上，脚离墙3～4英尺（0.9～1.2米），一边膝盖弯曲，并指向墙。保持后腿挺直、脚平直，并且脚趾指向额头。保持10分钟，然后换腿。

弯腿运动

右手将右脚拉至臀部一边，保持膝盖向下挺直，保持10秒，然后换左边。

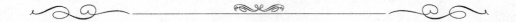

策略3：徒步老手——适当休息，燃烧更多热量和脂肪

徒步是非常棒的运动。但是如果你总是做一样的徒步运动，可能就不会有你想象中那么好的效果。如果能结合一些运动，包括一些高强度的训练，可以燃烧更多的热量并且更加健康。

最近一项参与者为15 000名男性和女性的研究发现，对中年人来说，比起总是以一种慢速徒步，规律地加快速度的徒步减肥效果要好得多。

171

如果你已经徒步很久了，特别是你的方式套路在过去几个月甚至几年都没有变化，那么是时候做些改变了。可以在其中加些其他的训练，比如每周2～3天的锻炼中加快步伐。下面提供了三种间隔时间训练，这些训练方式可以帮助你燃烧更多的热量和脂肪，并且可以让你走得更快。在进行4周常规间隔训练后，加快速度对你来说已经不是难事。这样一来，你就可以进一步增强锻炼，走得更快，时间更长或者距离更远。

这些间隔训练可以保证你的常规徒步持续几个月。如果你是个新手，你的关节和韧带需要一点时间适应训练强度，因此每周做一次间隔训练，坚持6～8周最好。另外，从最简单的训练开始，并且逐渐增加挑战。

1. 稳定间隔训练

热身运动需要5～10分钟。然后加强锻炼1分钟，力度大概在7～8。1分钟后，放松一下，做2分钟力度为5的活动。在30～40分钟的徒步中，重复这一过程。在训练最后放松5～10分钟。

这种方式对新手来说非常好，尽管你不需要这么多休息，但是也不能让训练强度太大。想要更具挑战性，你可以尝试将这种训练延长至90秒。

2. 轻松间隔训练

热身5～10分钟，然后提高徒步速度1分钟，力度为8～9。1分钟后，放松一下，做3分钟力度为5的放松活动。在30～40分钟的徒步中重复这一过程。在训练最后放松5～10分钟。注意：这个训练中，你不会有很多休息恢复的时间，因此每组运动会使人感觉有些疲惫。如果需要的话，可以降低训练强度，使自己感觉还可以继续进行下一组训练。

3. 高强度间隔训练

热身5～10分钟。然后加强力度，徒步1分钟（如果是在户外，加速快走；如是在室内，提高跑步机的速度，或是增加坡度），力度为8～9，或以上。1分钟后，降低力度到4或5，做4分钟放松运动。在30～40分钟的徒步中重复这一过程。在训练最后放松5～10分钟。

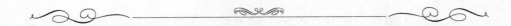

专题 金牌计步器的标准

不管你是想增加你每日规律的徒步计划，还是想在日常活动中多燃烧一些热量，计步器可以让你更快达到目标。某研究测试了38种不同的计步器，研究人员让26名女性带上这些计步器，不管是什么类型的徒步者，都变得更加活跃了，有一名参与者甚至在刷牙的时候都慢跑。

选择一个合适的计步器很让人头疼。你可以花5美元（约31元）买一个建议模型，也可以花130美元甚至更多买一个可以记录热量燃烧和心率的计步器，而且你还可以把这些数据存在电脑里。我们建议根据自己的情况购买一个合适的计步器。

准确度很重要：田纳西州立大学2004年进行的一项研究发现，有些计步器可以少记录25%，而有些会多记录45%。

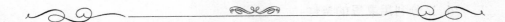

策略4：忙碌的时候也不忘徒步

人们不再运动的首要原因是没有时间。该怎么办呢？仔细查看一下每日的时间表，看看哪些不活动的时间可以变成活动时间。就像把高脂肪含量食品替换成低脂肪含量食品一个道理。动一动也比不动强。关键是要找到运动的方式是否必须有规定的计划。也就是说，想一些本来我们不认为是运动的"运动"。

1. 变不动为动

想一想日常生活中都有哪些活动是可以变为运动的。和朋友或家人通电话的时候不要坐着不动，来回走一走；整理花园的时候不用电动机械，改用手动劳动；在等公交车的时候不要光站着，往前走一走，迎着公交车；在机场候机的时候不要一直坐在椅子上，来回走一走。

2. 离开座椅

孩子们玩球的时候你在一边看吗？别看了，动起来吧！绕着场地跑一跑也能起到运动的作用。

3. 化整为零

别再等着有整块的半小时时间来运动了，没准要等到下一个圣诞节了。把零散的时间利用起来。比如每次10分钟，做3次；或者每次5分钟，做6次；又或是每次15分钟，做2次（大概就是晚间电视节目的广告时间）。研究发现，用零散的时间运动的效果和整块时间运动的效果是一样的。

4. 充分利用家里的条件

如果所有的都不行，别着急，还有别的方法。在屋子里走来走去可能会犯困，但是女性可以利用这个活动照顾孩子。最好就是你不用非得制订什么套路。等着水开的时候走一走，看电视的时候走一走，这些都可以。正常人走1千米需要15～20分钟，你在走路或是在站着没什么太大关系。想要有点儿难度，可以来几个高抬腿或者摆臂。

策略5：太热？太冷？轻松应对糟糕天气

冬天太冷，夏天太热，没有关系，没什么能阻挡我们。买一台跑步机或者找一家健身馆吧。25%的徒步爱好者都用跑步机。这两样都很贵，而且如果去健身馆，就没人照顾孩子了。应对天气问题需要一些好的计划。

1. 怎样在运动的同时照看孩子

只要你的孩子穿的合适，就可以在运动的时候把他带在身边。美国足病医学会的专家建议，在健身馆里，让孩子比你多穿一层最好。记得给孩子多穿几层薄的衣服要比穿厚重的衣服好。如果天气很热，确保孩子能待在阴凉处，有防晒措施，并且有足够的水喝。

2. 来点音乐吧

回家以后放点音乐或视频，或者在孩子们午睡的时候，又或是孩子们在别的屋里看电视的时候，都可以来点音乐，为运动增添气氛。

3.创新很重要

不管怎样，我们都无法回避天气问题，别沮丧，给你的运动计划加点新鲜内容吧。如果你有孩子，和他们玩扭身游戏、踩高跷，或者给他们买些不贵的跳绳，或者弹簧床。每周都根据天气情况制订家庭游戏时间和活动，比如滑旱冰、滑冰或者在室内游泳池玩水。你也可以将文化教育和运动结合起来，比如参观当地博物馆，或者图书馆，在结束参观之前保证一直在走路。

4. 循环训练

你不需要很贵的健身器材或者私人教练来帮助你运动。可以在家制订一套训练课程。制订一套30分钟的训练，分三次，每次10分钟，并且换几种运动，比如做几套瑜伽动作或者几组仰卧起坐。

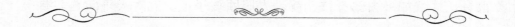

专题 **血糖病幸存者：麦琪·加利文**

麦琪·加利文，55岁，华盛顿州星期五港人。从11岁开始就和饮食失调抗争。小时候她感到很自卑，而且常常被人嘲笑为"胶囊怪物"。她说："对别人来说，徒步是一件很有趣的事情，但是对我来说，走一段路就像要走到月亮上去那么艰难。"

2000年3月，她的体重是227磅（约103千克），身高5英尺4.5英寸（约1.6米）。那时她患上了糖尿病前期并且开始服用抗抑郁药物。"我不敢和任何人对视，也不想看见自己脖子以下的部位。最可怕的是，我不能再忍受一辈子都没有过愉快的体育运动。一个月后，当时我快要50岁了，我感到很害怕，害怕失去生活。我开始接受一个饮食失调机构的帮助，开始接受理疗师的治疗，并且可以每周至少6天徒步。"

她第一次外出是去基督教女青年会组织的徒步。在徒步过程中，加利文的膝盖和脚踝都可以发出刺耳的声音。这一过程很艰难，她强忍着泪水，一直盯着地板看。"我只走了一圈，但是我第二天又来了，又走了一圈。两周以后，我能走15分钟了，虽然很慢，但是我能一周走6天。一个月以后，我可以每日走30分钟，并且可以开始摆臂了。我也敢和女青年会的人一起出去徒步了，在市里的一个湖边走了一圈，那时是5月，天气非常好，到处都是花香。"加利文为自己买了一双好运动鞋作为奖励。

18个月后，加利文可以每周6天，每日走1个小时，四肢灵活，速度也不慢，还能走到脸颊红润。她的体重已经减轻到134磅（约61千克）了，并且每日三餐都是健康食品。"我很少甚至可以不再需要抗抑郁药物了，我的血糖水平也正常了。现在，我的工作是每周5天和孩子们在我自己的音乐运动课上唱唱歌跳跳舞。徒步是我所知道的最有效的治疗方式，比甜点好多了。"

策略6：别让身体太疲惫

我们都知道徒步是最安全、最简便的运动。所以为什么我们还要读这一部分呢？因为有些事情总会被忽略。事实上，每年都有大约250 000徒步者受伤，而徒步受伤的情况很让人苦恼而且时常会恶化。另外一个麻烦是：你停止运动了。这样一来体重马上会上升，肌肉马上会松弛。下面是一些帮助你达到运动目标和减重目标的建议：

1. 脚跟的柔软部位或者足底的任何柔软部位

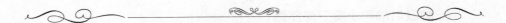

可能的疾病：足底筋膜炎	解决办法
足底筋膜是一种组织，从脚跟一直到前脚掌都有。当足弓垫拉伸时，足底筋膜也收缩。徒步者常常会因为穿的鞋过硬而伤害到足底筋膜。足底筋膜炎会影响生活，也会影响运动计划。足弓很高的人或做拉足运动过多的人都可能患上足底筋膜炎。如果得了足底筋膜炎，会感觉到脚跟疼痛或足弓疼痛。如果不及时治疗，会发展成跟骨骨刺	开始的时候，会感觉到足底僵硬，可以这样做，以放松足底筋膜。将疼痛的脚放在另外一条大腿上，坐好，向胫骨处拉伸脚趾，直至足弓有拉伸感。另一只手摩擦脚底做10次，每次10秒。然后站起身，用一个高尔夫球或者装满水的瓶子按摩脚部。为了减轻疼痛，需要穿上具有支撑作用的鞋子或者带有支撑垫的凉鞋。选择中间部

2. 脚趾两侧酸痛或肿胀

可能的疾病：嵌甲	解决办法
如果脚趾两边的趾甲不是向前生长而是向两边生长，那就会发生嵌甲。嵌甲会压迫趾甲周围的组织。如果鞋太小或太紧，就有发生嵌甲的可能。如果组织压迫时间过长，比如在登山或徒步的时候，甲底可能会出血，趾甲甚至可能脱落	鞋一定不能太小太紧，要给脚留出一定的空间。买鞋的时候选择大半码的鞋子，因为在运动中，脚会肿胀一些。使用脚趾甲钳剪趾甲（不要用指甲钳，或者剪子），只需要竖直剪掉趾甲，不要剪两边的趾甲

3. 脚跟后部和小腿下部疼痛

可能的疾病：跟腱炎	解决办法
跟腱是连接小腿肌肉和脚跟的，可能在徒步中受伤，特别是当你忽视了锻炼该部位的时候。走路或爬山的时候脚部经常弯曲，或者经常走在不平坦的路上，这些都引起跟腱炎	如果不严重，那么就尽量避免长时间的爬山徒步，并且减少徒步的路程；或者换成不负重的运动，比如游泳或者上身的力量训练。只要不会引起疼痛的运动就可以。如果情况严重，那么就要限制徒步或停止徒步了，并且将疼痛部位用冰袋敷15~20分钟，每日2~3次。重新开始徒步时，要在平地上活动，并且要逐渐增加路程和强度

4. 胫骨僵硬或酸痛

可能的疾病：胫纤维发炎	解决办法
当你在运动的时候，胫骨承受了6倍于你的体重，因此脚部受重的活动会引发肌肉和周围组织的问题。经常在胫骨肌肉赢弱处，强力拉小腿会导致扭伤	停止徒步3~8周，让组织有时间恢复。你需要用冰袋或抗炎症药物（例如布洛芬）来减轻肿胀和疼痛。同时，保证锻炼，但是要选择不负重项目，例如游泳或骑车。你也应该加强锻炼小腿前下部的肌肉，以防止该情况再次发生。简单有效的运动是：站立的时候，将脚趾向胫骨处竖直抬起20次，每次3组。若想增加强度，在脚趾到脚踝处放置2~3磅（0.9~1.4千克）的重量

第十五章

每天10分钟力量训练

想要更好的身材吗？想让血糖处在健康水平吗？来试试力量训练吧！

用自身的重量、弹力带、哑铃或者健身馆的器械来锻炼肌肉，不会把你变成大力水手或者真人版的女铁人。这个秘密武器能让你战胜松弛的肥肉，增强代谢能力，把你的肌肉细胞变成燃烧脂肪的火炉，还能把肥肉变成结实的肌肉。

血糖病解决办法的优势：澳大利亚科学家通过对36名年龄在60～80岁的参与者进行了长达6个月的研究后发现，比起只限制饮食的人，既限制饮食又进行力量训练的人的血糖水平降低了3倍（他们也减少了体内脂肪）。他们所进行的每周3天的训练项目简单易行：共有9项训练，每项都针对上身和下身的主要肌肉群，每个动作重复8～10次。美国的一项研究证实了血糖病解决办法的优势：当血糖水平正常的肥胖人士进行16周力量训练后，他们的血糖控制得更平稳。

阻力训练能帮助人体细胞对胰岛素更加敏感。胰岛素是一种非常重要的激素，可以将血糖输送到细胞中。但是这不是训练的所有益处。力量训练可以提高你体内的葡萄糖转运因子Ⅳ，这是一种附着在细胞膜上的化合物，能够辅助向细胞内输送葡萄糖。患有高血压的人体内的葡萄糖转运因子Ⅳ通常都低于正常水平（也可能是基因影响或久坐的习惯引起的）。锻炼肌肉可以增强体内这种物质的生成。

额外福利： 研究也表明，力量训练对高血压人群的心脏有很大益处。这非常重要，因为患有高血压可使患上心脏病的风险加倍。通过力量训练，你可以变得光彩照人，体格健壮，自信满满（专家表示，女性进行力量训练后更加自信，可能是因为训练使女人更加漂亮）。

血糖病解决办法——力量训练

我们的训练计划是为忙碌的人们准备的。计划分为三个部分，分别是十分钟下身训练，十分钟身体躯干训练，用来锻炼腹部和背部肌肉，还有十分钟上身训练。目标是什么？每个训练每周至少做2～3次，已达到我们所期望的最佳效果。如何达到目标取决于你：你可以每天做一个训练10分钟，结合每周三次的另外两个训练；或者每周做全套训练30分钟。

大部分训练动作都是用自身的体重来锻炼肌肉。然而，你也可以在上身运动中使用轻重量或中等重量的哑铃。如果你从没用过哑铃，那么最开始的时候一定要用轻重量的，待身体适应了以后再加大重量。怎么找到最合适的重量呢，带着这本书到健身器材商店，先找到1磅重的哑铃，然后试验各种重量，用各种重量演示后文中介绍的动作。如果你能很容易地举起这个重量12次，那么说明这个重量太轻了。稍微加重一些。如果你不能又慢又稳地举起一个重量8次，但不伤害身体和胳膊，那么说明这个重量太重。如果重量过轻，然后又忽然加重，那么就选择轻一些的重量。当肌肉强壮以后再选择稍微重一些的重量吧。

请接受下面的专家意见：

1. 两餐间隔时做训练

在饭后马上训练会让人感觉不舒服，饿着肚子训练会让人头晕。最好的训练时间是在两餐之间。或者是在吃东西或零食前一小时左右训练。

2. 热身运动

训练前做5～10分钟热身运动，如快步走，开合跳，或原地慢跑。也可以做有氧操作为热身。

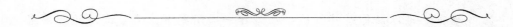

专题 锻炼肌肉就是这么简单

阻力训练的益处就是可以重新塑造你的体形。

塔夫斯大学营养科学与策略研究中心主任尼尔森博士和她的同事进行了一项研究，参与者是20名更年期女性，这些参与者在参加了力量训练后彻底改变了身材。每周两次力量训练，每次5个项目，一年以后，参与者们的身体像是年轻了15～20岁。那么都有哪些益处呢？

更苗条的身材

她们没有节食，但是都消耗了脂肪并且增强了肌肉。因此她们看起来都苗条了，而且衣服小了两码。

更高效的代谢

随着年龄的增长，代谢效率也会下降，这使得体重更难减轻。有一些方法可以使代谢率提高，比如增长肌肉。肌肉组织燃烧更多的热量，而不是脂肪。在上述研究中的一个参与者的代谢得到了显著提高。她减掉了29磅（约13千克）脂肪，增长的肌肉每天可燃烧160千卡（约670千焦）热量。

更充沛的精力

参与者们变得更强壮，同时也感觉自己的精力更加充沛，然后开始做一些很多年没有做过的事：划独木舟、漂流、跳舞、骑车还有滑雪。在研究的最后，参与者们都比以往更有活力了，比值达到27%。而没有力量训练的人却比以往更懈怠。

更美丽的心情

举重还可以让你精神百倍。在另外一项研究中，力量训练的效果男性与女性相比较，结果是力量训练对女性的作用比男性要大。

更健壮的骨骼

月经停止以后，女性的骨密度都会以每年1%的速率递减。尼尔森博士的研究中，参与者们的骨密度增加了1%，而没有参与力量训练的女性则减少了2%。

更平衡的身体

我们身体的平衡能力随着年龄的增长而减退，这使我们更容易摔倒。上述研究中的参与者们在参加了力量训练后平衡能力增长了14%，而没有参加力量训练的则减少了8.5%。

3. 控制强度

在我们拉伸肌肉的时候，也会牵扯到别的肌肉。在力量训练中，只有正在接受训练的肌肉才应该被拉伸。保证在训练中不会因为强度太大而咬牙、皱眉或者将肩膀抬到耳朵附近。

4. 不要等着呼气

听起来可能很奇怪，很多举重运动员都会屏住呼吸，这会使血压急速上升。当你举重或做仰卧起坐的时候，在用力的时候应该呼气；而在放下杠铃或回到起始姿势的时候，应该吸气。

5. 慢慢来

速度快，又没有规律的动作是很容易使人受伤的。这样的动作也会让你使用自身的动量来完成，而不是用肌肉。缓慢有节制的动作既安全又有效，这样才能使我们得到益处。每次重复动作应该保证在6秒左右，2秒举重，2秒静止，另外2秒将杠铃放下来。

6. 完善形式

好的训练形式，也就是正确的训练方法，能帮助你在训练中获益最多又避免伤害。可以站在镜子前做训练，看着自己的训练动作。保证腰挺直，不向后仰，也不向前弯，这样你的训练过程就都展现在眼前了。

7. 注意姿势

不管在做哑铃训练的时候是坐着还是站着，都要保证背部、颈部和头部挺直，以防止肌肉拉伤。正确的姿势不只意味着站得稳，而是站得高而直，且放松。如果你是以坐姿训练的，一定要坐直，且将脚平放在地板上。

8. 保护好关节

在做举重训练时，不要将肘部或膝盖固定住。如果固定住关节，那么关节处就会承受重量，而不是肌肉在承受重量。为了防止关节受伤，在动作末尾只需稍微固定一下关节。

9. 每两组训练之间一定要休息

在做完一组训练后，休息1～2分钟，让肌肉有恢复的机会，并且准备好下一组训练。为了节省时间，你可以做完一组动作后改做另外一组肌肉的训练动作。比如先做腿部训练的动作，再做胳膊训练的动作。

10. 要休息一天

在每次阻力训练之后，至少要休息一天。在这个休息的时间段，你的肌肉会变得强壮。这是因为在举重训练中，肌肉组织会遭到破坏，而当肌肉修复的时候，就是增长肌肉的时候。如果你选择每天10分钟的训练，那么就确保第二天不会再做同样的训练。举个例子，如果你周一做的是上身训练，那么周二就可以做腹背训练，周三做下身训练。这就给足了每个肌肉群足够的时间来变得强壮。

11. 结束时做些伸展运动

训练结束后，做些伸展运动，保持肌肉灵活，这可以防止长时间锻炼造成的伤害。

12. 感到酸痛也不要停

在最初的几周中，你可能会感到身体酸痛。这时不要增加重量，等到酸痛缓解了再每次加重1磅（约0.5千克）。如果酸痛很严重，妨碍了每天的正常活动，那么就休息几天，然后再用较轻的重量试一试。

13. 注意身体疼痛

疼痛可能意味着肌肉、肌腱或是关节扭伤或过度劳累。如果感觉不舒服，请立即停止训练。休息几天后再继续训练；如果疼痛持续很久，请就医。

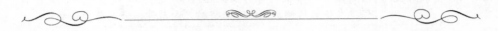

专题 **为成功加油**

用不着花几百块钱去办健身馆的会员了，用这些钱可以买到任何你能用于训练的器材。以下是你需要的：

训练器材	
哑铃	有多种重量，1~20磅（0.5~9千克）不等
垫子	一种在家用的泡沫垫子，做伸展运动、俯卧撑和仰卧起坐
一双好运动鞋	训练时需要保持身体稳固，还需要一些保护，以防做举重训练时掉落哑铃
舒适的功能运动衣	要穿舒适的透气性好的衣物，如纯棉或化纤的材料。避免穿着任何可能限制行动的衣物，防止器材与衣物扭在一起

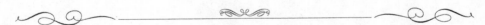

训练动作

每组训练重复8~12次，休息1分钟，再重复8~12次，然后换下一组训练。或者一组训练中的一个动作做8~12次，重复动作8~12次，再继续做下一个动作。先从每个动作8次开始，如果能轻松做到12次，可以加些重量。

1. 下身训练

屈膝半蹲

1.站立，两脚分开与肩同宽，双手下垂，使膝盖受力
2.保持胸背挺直，臀部与膝盖稍弯，臀部向下6英寸（约0.15米），就像坐在椅子上。同时将手臂抬起，向前伸，保持平衡。坚持1秒，起身

训练部位	大腿前侧和后侧，臀部
训练技巧	当你向下看时，应该可以看到自己的脚趾。如果不能看见自己的脚趾，那么就将臀部稍微抬起来一些，向后坐一些，使脚趾保持在膝盖后侧。你也可以将脚趾向前伸出一些来加强动作
训练安全	如果你感觉到膝盖有压力，那么确保向后坐的力放在脚跟上，并且膝盖不在脚趾的前方。如果你的膝盖有问题，那么在做该训练之前请咨询医生

原地弓步

1.站直，右脚向前伸出，在左脚前2~3英寸（0.05~0.08米），手臂放在身体两侧。将重心移到右脚上，脚跟离地
2.膝盖弯曲并且身体降低使右大腿与地面平行

训练部位	大腿前侧和后侧，臀部
训练技巧	当你向下看时，应该可以看到自己的脚趾，如不能，则应在降低身体时向前或向后倾斜身体。确保向前的膝盖向前弓时越过脚踝并且保证挺直降低膝盖
训练安全	如果膝盖有问题，做该项训练前请咨询医生

原地踏步

1.站立于训练踏板或台阶前，手臂放于身体两侧。左腿抬起，将脚置于台阶上。（如果你使用台阶做这项训练，那么将脚置于第一级台阶上）
2.将重心移到左脚上，向下压台阶，将身体抬起，站立在台阶上，右脚踏上台阶，然后降低身体回到原来的位置。

训练部位	大腿前侧和后侧，臀部
训练技巧	确保整个脚掌都在台阶上，在身体向上过程中，不要向前倾斜太大
训练安全	在踏步过程中保持背部挺直，让腿来完成训练

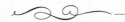

专题 计划好你的训练

下面是如何计划好训练的建议。（请注意休息日，但是在休息日仍应继续徒步训练，或者其他有氧运动，比如慢跑、游泳或骑车等）

选择一：每天10分钟，每周6天

每周做两次训练，每周休息一天，计划如下：

周一：上身训练	周二：下身训练
周三：腹背训练	周四：休息
周五：上身训练	周六：下身训练
周日：腹背训练	

选择二：每天20分钟，每周3天

每周两次训练，每周休息4天，计划如下：

周一：上身训练，下身训练	周二：休息
周三：下身训练，腹背训练	周四：休息
周五：上身训练，腹背训练	周六：休息
周日：休息	

选择三：每天30分钟，每周2天或3天

每周两次训练，可以增加一次加速训练，计划如下：

周一：休息	周二：上身训练，下身训练，腹背训练
周三：休息	周四：上身训练，下身训练，腹背训练
周五：休息	周六：上身训练，下身训练，腹背训练
周日：休息	

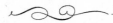
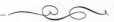

2. 上身训练

胸部推举	
1.双手各握住一个哑铃，躺在地板上，面部朝上。腿部弯曲，双脚平置于地板上，哑铃置于胸部上方，肘部向外突出 2.向上笔直推举哑铃置胸部上方，不要固定住肘部，保持姿势1秒，然后缓慢放下	
训练部位	胸部，上臂后侧，肩膀
训练技巧	如果感觉肩部有拉伸感，可以活动一下手臂，方法是手掌面向脸部，两个哑铃互相平行，并且肘部指向脚
训练安全	如果你没有训练长凳，那么可以试试躺在做有氧操用的踏板上

俯身哑铃划船	
1.右手握住哑铃，站在椅子后方，左脚置于右脚前12英寸（约0.3米）；将左手置于椅背上，身体向前倾斜，右臂下垂 2. 收紧腹部，弯曲右肘，向胸部举起哑铃，保持1分钟，缓慢放下	
训练部位	中背部，肩膀，上臂
训练技巧	保持哑铃和身体的距离很近，肘部要收紧，不能向外伸出
训练安全	开始时不要使用太大重量，先保证姿势正确

头上哑铃推举	
1.双手各握一只哑铃，坐在椅子上，双脚与臀部同宽，并分开。双臂向外伸开，成90度角 2.向上推举哑铃，不要固定住肘部，保持1秒，慢慢放下	
训练部位	肩部，上臂后侧
训练技巧	如果你感觉到肩部有拉伸感，可以活动一下手臂，方法是手掌面向脸部，两个哑铃互相平行，肘部向前伸出
训练安全	可以试着改变一下动作，手掌和前臂向前伸出并面向胸部，当你向上推举哑铃时，活动前臂和手掌，使其在你伸出手臂时面向前方。来回活动并放下手臂回到原来位置

3. 腹背部训练

仰卧起坐

1. 脸朝上平躺，双腿弯曲，双脚平放在地上，双手放在脑后。
2. 腹部用力，身体向前，慢慢将头和肩膀向前推，保持1秒，慢慢放下。

训练部位	前腹部
训练技巧	向前起身时呼气，想象自己的胸腔向骨盆滑动。放下身体时吸气。不要拉伸脖子，而且肩膀要在下巴和胸部的中间。向前起身时眼睛不要盯着天花板。眼睛应该与头部保持一致。起身后应该能看见膝盖。
训练组合	想要更高级的训练，可以试试反向仰卧起坐。将下身向胸部处抬起，保持头和肩膀在地板上不动。腿部稍微弯曲。双脚在脚踝处交叉
训练安全	如果背部后侧有痛感，则试一下将双脚和下肢放在椅子上做仰卧起坐

扭身仰卧起坐

1. 平躺，双腿弯曲，双脚放于地板上。左手放在脑后，右臂伸出放在地板上。
2. 起身，慢慢抬起头和肩膀。起身时，向右扭身，肩膀扭向右膝。保持1秒钟，慢慢放下。

训练部位	腹部前侧和两侧
训练技巧	不要将肘部拉过胳膊
训练安全	为防止颈部疼痛，将手置于头的边侧，或者将手指轻轻置于头的后侧，并且轻压住头部

反向手臂和腿部抬举

1. 双膝跪地，双手撑住身体。膝盖与臀部在一条直线上，并且手臂和肩在一条直线上。保持腹部紧绷，背部、头部和颈部在一条线上。
2. 同时抬起左臂和右腿，并与背部在一条直线上。保持1秒，慢慢放下。

训练部位	背部、臀部和肩部
训练技巧	不要让腹部下垂，不要弓背
训练安全	如果感到背部下侧疼痛，不论是在训练中还是在训练后，请咨询医生

4. 训练结束：伸展运动

请在训练结束后做一下这些伸展运动，提高自己的柔韧性。

股四头肌伸展运动	
伸展的部位	大腿前侧和臀部前侧
动作要领	侧躺，双腿伸直，并在一起。一条腿放在另一条腿上。一只手撑住头部，如果不能保持平衡，则可以稍微弯曲腿部上面一条腿的膝盖弯曲，使脚伸向臀部。抓住这只脚，向臀部拉伸，会感觉大腿前侧有舒适感。保持20～30秒，慢慢放下。然后换到另一边

股大肌拉伸	
伸展的部位	大腿后侧，大腿内侧和臀部
动作要领	双脚并拢站立好，双臂放于身体两侧。右腿向前迈一大步，保持脚尖向前，然后稍微移动后腿，使左脚指向左边弯曲后腿膝盖，将双手放在伸出的一条大腿上侧，慢慢向前倾。保持背部，颈部和头部在一条直线上。向下压臀部时，弯曲后腿。抬起右脚，使脚踝受力。你会感觉到背部和大腿内侧的拉伸。保持20～30秒，然后换腿

肩部拉伸	
伸展的部位	胸部、肩部和手臂
动作要领	双脚分开站立，与肩同宽，双臂放于身体两侧。向后拉伸手臂，如果手能够到足够远，可以拍在一起最好。保持20～30秒

体侧运动	
伸展的部位	背部中下部分，腹部两侧
动作要领	双脚分开站立，与肩同宽，双手放在臀部。身体不要前倾，以腰部为基准，向两侧慢慢拉伸身体。保持20～30秒，然后换方向

鞠躬肩部拉伸	
伸展的部位	背部中下部分，肩部和手臂
动作要领	坐在训练垫子上，双手分开，膝盖、手臂和肩同宽。保持背部平直，颈部挺直，眼睛向地板看。坐在脚跟上，向前伸出手臂。手掌慢慢向下压，保持20～30秒

第五部分

缓解压力，控制血糖

第十六章

"啊"的神奇力量

大笑、恋爱、跳舞，做套瑜伽放松一下。放松心情，进入到心灵训练吧。或者，就让自己沉浸在美妙的旋律中，织一件漂亮的毛衣。

有许许多多的方式可以让你放松心情。如今有很多医学实验证明，放松不单单是娱乐。缓解压力，让身心愉快，可以控制血糖，使减重更容易，减少健康忧虑，降低患上血糖病的风险。身体和心灵是相通的。研究人员知道，当我们由于各种原因心情低落的时候，压力激素就会升高，血糖也会升高。

人总会有压力，虽然有的时候很短暂，但足以影响我们的生活。我们没有给自己的心灵、身体和精神足够的空间和时间去重新恢复。我们需要回到正轨上来，生活节奏应该是和谐的，就像潮涨潮落一样。如果生活的节奏乱了，我们的身体也会受到影响。

现在，让我们远离压力和烦恼，重新找回快乐吧!

血糖病解决办法——压力缓解

值得我们注意的是，体重增加，减重困难，减重失败都会让我们压力很大，也会使我们血糖升高，受到各种健康问题的困扰。我们制订了减压方案。减压并不能代替健康饮食和体育锻炼，它只能帮助你更加坚定地坚持住血糖病解决办法计划，以达到最佳效果。我们建议的减压方案是：

1．加强自愈能力，以控制每日的压力。
2．每日有15分钟放松时间（只有你自己）。
3．寻找生活中的乐趣，不管是什么形式，每日都要找到生活的乐趣。
4．睡眠充足且质量好。

对血糖的益处

大量研究表明，各种类型的压力可以引起激素释放增多，从而引发肝脏释放出过多的葡萄糖，导致血糖升高。我们通过更深入的观察研究发现，这个过程是可逆的。减压和娱乐可以降低血糖，并且保护你不受因为肥胖而产生的压力的困扰。减压和娱乐可以使血糖受益。

杜克大学的一项研究让人很欣慰，研究的参与者是108名患糖尿病女性和男性，这些参与者们都接受了5次糖尿病防治讲座，或者如何缓解压力的课程。

一年以后，一半以上的参与者的血糖健康水平都有显著提高，且其患心脏病、肾病、神经损坏和视力问题等病症的风险都降低了很多。参与者们通过多种方式缓解压力，如渐进式肌肉放松、深呼吸、积极向上的冥想、不再让自己想太多等等。

英格兰大学伦敦学院的研究人员通过对200名中年人的情绪、唾液和血液进行研究后发现，快乐是可以计算的。研究结果显示，快乐的人体内的皮质醇要比不快乐的人低32%。该项研究的主导者说，皮质醇是压力激素的关键，它与许多病理相关，比如腹部肥胖、2型糖尿病、高血压、免疫功能疾病等。快乐与不快乐的人体内的皮质醇平均差异很大，最高和最低相差20%，这种情况会持续数月甚至数年，会引起各种健康问题。不快乐的人体内的纤维蛋白原要比快乐的人高12倍。纤维蛋白原是一种化合物，与血栓有很大关系。

对减肥的益处

2/3的美国人都超重，长年累月的压力是其原因之一。体内皮质醇的升高与身体肥胖、失眠等有很大关系。这样一来身体精力不足，没办法运动，而且还使人爱吃零食。研究发现，压力大的人，比如婚姻失败者，他们的体重很容易增加，因为根本没注意到自己吃了多少，也从不运动。

减轻压力可以帮助你解决减肥难题。旧金山加州大学的研究人员发现，压力可以迫使哺乳动物食用糖、脂肪和热量过高的食物。在史前时期，焦虑饮食可能是一种很聪明的生存策略。我们焦虑不安的祖先会在老虎溜走后大把大把地吃梅子，而你在被老板训斥后也一定想吃些糖吧。因为你需要为下一次危机储备能量。研究人员还发现，压力可以使小白鼠释放出一种激素信号，这种信号促使它想吃高热量食物。吃起来没完的激素信号只有在小白鼠储存了足够的转化为脂肪的热量后才能罢休。这种情况也发生在人体内。

减轻压力还可以帮助人们防止减肥后反弹。最近的一项研究中，心理学家测试了69名刚刚减肥成功的女性的情绪、压力和饮食习惯。参与者们有的感觉到很大压力，她们就会在18个月中重新增重。控制压力和情绪管理应该被纳入减肥计划中，这可以帮助我们减缓反弹的过程，一旦反弹，那么我们就更有可能在生活中养成不健康的习惯。

别想了，自愈吧

我们的减压计划第一步：常怀希望之心。

减压计划中最关键的是要承认压力是生活中不可避免的一部分。接受这个事实，然后想办法解决压力问题。没有压力的生活是不真实的。相反，遇到压力时有自愈能力才能战胜生活中的各种困难。我们应该不断地适应，然后改变。

感觉生活的节奏太快了？把压力想象成一把手电筒吧。当你需要手电筒的时候，把它打开；当你不再需要的时候，就关上它，不然电池就会用尽的。这也同样适用于你的压力和身体。有一点压力还不错，但是不健康，甚至是致命的。要保持自身的压力长时间不变，不发展。当你感觉到无助和沮丧时，你体内的压力激素水平就急剧上升，并且保持这个水平不变。结果就是你可能变得消极，甚至自我伤害。这是不安全的压力。

你控制压力的武器是什么？希望。希望是对抗压力的万能武器。希望能将压力和焦虑推到谷底。希望从何处来呢？大多数时候，必须是你自己来创造希望。但是压力不会打败你。相反的，卷起袖子，将压力埋葬吧。可以对减压有帮助的方法是制订一个存钱计划，卖掉不想要的东西，然后制订一个信用计划。你的忧虑会很快消失。最后的结果是希望。下面是一些如何把握生活中的希望的小建议。

1. 玩得起

当感到压力的时候，不要逃跑和沮丧。把压力看作是生活中不断地挑战。迎接这些挑战，用你的智慧和能力战胜压力，保持耐心。有时，希望喜欢玩儿捉迷藏，它在等你发现它。

2. 敞开心扉，面对自我

你想买下那套房子，但是有人比你先买了。你会感到失望和有压力。试想一下，不顺利中总会有机会存在。用一小会儿仔细想想不愉快的感觉，然后就忘了吧，继续向前。还有别的房子，可能位置更好，价格更优惠呢。

3. 想方设法让自己高兴且充满希望

闲暇时间怎么度过？你对生活的热情是什么？你的梦想是什么？如果你常常被无聊又没趣的工作困扰，那么可以尝试参加一个从没经历过的领域的学习班，让自己重获希望。如果你和伴侣的关系很僵，那么你就应该鼓励自己为自己奋斗，结束这段感情，勇敢向前。

每日15分钟，放松自己

生活中有我们能控制的压力，也有别的压力，比如天气，早晨上班的路上，老板的心情，或者孩子在学校的表现。学习一种有效的减压方式，每日只需15分钟，就能使你轻松应对生活中的各种压力。以下是我们的建议：

1. 留心减压法

别去人满为患的修养所了，全是唬人的。大量证据证明，现代的减压治疗方案——留心减压法的效果非常不错。

留心是一个在学界很流行的词语。意思是将注意力放在正在经历的事情，不要被别的事情或者以往的记忆干扰，也不要想以后的事情，连想想晚餐吃什么都不行。这样做的结果是意识、内省和放松。简单吧？可能吧。很棒吧？没说的。

仅仅是看着，你就能看到很多。如果你把所有注意力都集中在生活中，你会发现很多事情。这可以使我们对自己进行更深层次的观察，可以让我们做出改变。你可能会注意到，身体和心理的习惯不能更多地帮助你。你也可能注意到偏头痛的早期症状，或者失眠症。然后你就可以想办法解决了。

留心减压法可以做得更多。它可以控制长时间的压力，可以控制激素的大量释放。这种方法可以治疗很多药物都很难起效的病症。美国卫生部门的一次会议上，顶级的科学家揭示了最新的研究成果，在治疗中加入留心减压法可以帮助提升人们的生活质量，并且可以有效防治癌症、长期疼痛等病症。

长时间用药可以使情绪和身体像被墙隔开了一样。科学家们已经开始意识到，心理和情绪的健康与疾病息息相关。

然而留心减压法不能替代药物治疗。这只是一种有效的辅助治疗。这个过程通常包含一系列的训练，用于帮助你将注意力集中在现今的事情上，比如呼吸训练，身体检查，还有一些瑜伽动作。

你不需要找一个森林里的僻静角落，也不用到很远的地方学习留心减压法。这个方法很简单，而且不需要花什么钱。美国的上百家医院都对公众提供这项课程服务。心理学家和社工会教大家怎样做。想找一个离家近的培训地点，可以在马萨诸塞州立大学医学院留心减压法中心网站上输入你的邮编。或者你也可以自学，医学院留心减压法中心会提供给你一些书籍。我们推荐《自愈：留心减压法教程》和《运用你的智慧和身体：面对压力、疼痛和疾病》。这两本书中都附有磁带，包括针对患有牛皮癣和癌症的人士准备的录音带。

参加课程很管用。在课上你会处在一个充满激情和热情的氛围中。但是如果你不能参与课程，那么书和磁带也很好。毕竟，留心减压法是要求独处的。

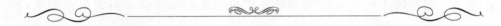

专题 **只有5分钟？一样可以放松**

时间来不及，下面将会教你如何放松，只要深呼吸就行了。

1. 躺下或坐下。

2. 将双手放在肚子上。

3. 慢慢数到4然后通过鼻子吸气，感觉肚子鼓起来后，坚持1秒。

4. 呼气的同时慢慢数到4通过嘴呼气。为了控制呼气的速度，嘴唇撅成吹口哨状，肚子会慢慢瘪下。

5. 重复5～10次。

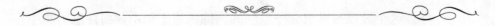

2. 瑜伽

快节奏、热辣、汗水。瑜伽可以减少体内脂肪，但是静版瑜伽有更多效用。什么效用呢？瑜伽可以作用于情绪，从而帮助减轻体重。一项参与者为15 500名，年龄段在44～45岁的成年人的调查显示，正常体重的人练瑜伽至少30分钟，每周4次，增加体重3磅（约1.4千克）；而没有做瑜伽的人则要增重得多。好消息是，超重的瑜伽练习者在过去的十年体重减轻了5磅（约2.3千克），而不练瑜伽的人多增加了14磅（约6.4千克）。

练瑜伽可能不会燃烧太多热量，但是它能帮助你认识自己的身体，这样你就能对过量饮食更加敏感。瑜伽还能帮助减压，因此在练瑜伽的时候，你不会想太多。参加初级瑜伽课可以帮助你降低体内皮质醇。

研究人员采集了16名练习瑜伽者的血液样本，这16个人刚刚练习瑜伽一周，每日50分钟的课程。研究结果显示，他们体内的皮质醇水平在第一天就很快下降。这个结果很重要，因为我们有大量的文献显示压力是如何使皮质醇升高的，但是我们几乎不知道该如何将皮质醇水平降低。

瑜伽的训练效果甚至超过了力量训练。匹兹堡大学对59名年龄在25～55岁的肥胖女性参与者进行了研究，她们每人每周5天慢走40分钟，其中的1/3每周做三天瑜伽训练，另外1/3做力量训练。4个月后，做瑜伽的一组人平均减重27磅（约12千克），而做力量训练的一组人减重23磅（约10千克），只慢走的一组减重20磅（约9千克）。

做瑜伽另外的好处是：降低血糖。印度科学家对149名糖尿病患者进行了研究，他们发现每日练习瑜伽，40天后，参与者的血糖水平降低了70%。

瑜伽的治愈性很强，对动作要求很严格。即使你不能用膝盖去碰到鼻子，或者把脚搁到头上，也能达到训练效果。下面是一些对于初学者来说重要的提示。

类型指导	选择比较轻松的类型，比如克里帕鲁式（动态冥想式）、维尼式，或者整体瑜伽。高温瑜伽、八体投地式和力量瑜伽对于初学者和身体柔韧性不好的人来说太难
参加训练班	请一位经验丰富的瑜伽教练，这样的教练会询问你的身体状况，并且会根据你的自身情况调整训练节奏或者针对你的需要增加动作
训练顺序	先做10分钟的简单动作，可以促进血液循环，润滑关节，使身体为做训练做好准备。动作应该由易到难
动作	前弯腰式、肩膀站立式、倒立式和莲花式，这些动作都可以引起关节拉伸。做这些动作的时候请注意安全
背部保护	从站立式向前弯曲身体时，保持膝盖稍微弯曲，从臀部开始弯曲身体。向后做弓式时，身体前部从肚脐到胸骨伸开。做弓式时不要太过用力，不然会伤到腰椎间盘
膝盖保护	站立时膝盖不要僵直。如果在坐式或跪式时感到有拉伸感，请在身体下面垫一个垫子
颈部保护	做弓式时，时刻保持颈部和脊椎挺直且在一条直线上。不要让脖子突然放下
注意自己的极限	一定要知道自己身体的能力有限，还要了解身体容易受伤的部位。如果某些动作引起疼痛或痉挛，那么请及时停止训练。不要和其他人做比较
需要老师的指导	很多教练都会在训练中指导学生。通常来说，轻轻一碰就可以让你意识到什么地方做错了，而且可以让你自己来调整动作，这样的做法是最安全的。在指导过程中，如果教练大幅度摆弄你的身体，可能会对你造成伤害。一定要阻止教练这样做

尝试或重新发现舒缓身体的爱好

具有创造性、极其有趣、而且比较深沉的爱好对人非常有益处。这样的爱好使你感觉到时间流逝的很慢，你有足够的时间去释放压力，比如瑜伽、冥想，或者盯着孩子的金鱼缸看。也可以是织毛衣、十字绣、做木匠活、整理花园，或者弹奏乐器。

纽约大学的一位精神病学家做了一项研究，其结果让全世界都很震惊。研究的参与者是30名女性，研究人员对她们在做十字绣、玩纸牌、画画和读报纸或玩电子游戏前后的压力做了测定。十字绣使她们的心率每分钟降低了7～11次，而另外几种消遣活动使心率每分钟提高了4～8次。人的爱好和对创意的追求的重要性不容忽视。如果我们不让自己的身体从每日的压力中解脱出来，那么我们就将自己置于危险的境地，很可能患上心脏病或其他疾病。创意性活动和爱好，比如十字绣，可以帮助人们将注意力集中到一项有成果的事情上去，并且使人们暂时从焦虑中解脱出来。

36%的美国女性，也就是5 300万，都知道怎么织毛衣或者钩东西，在过去10年增加了51%。最值得一提的动力是什么？那就是既能放松又能减压。

为什么比较深沉而又重复性高的爱好最能减压呢？那是因为人的身体内有内在的放松反应。当你体内产生这种反应时，你就会本能地控制住压力激素肾上腺素和去甲肾上腺素。这时，脑波也减慢了。更直接地说，当你做一些沉静的事情，比如织毛衣，你的代谢、心率、血压和呼吸的频率都降下来了。重复性强的活动可以使人每日繁重的脑力劳动缓解下来，让身体有一个沉静的状态。这已经是被证明了无数次的事实了。

手工活不仅是一种沉静的活动。很多喜欢织毛衣的人都发现了这种活动的乐趣和能够减轻压力的益处。有些人甚至加入到兴趣小组，一起研究新织法。在兴趣小组里，大家互相交换经验，织的东西品种繁多。

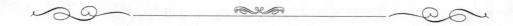

不管是什么，让你感到开心，或者仅仅是带你出去转转；最好沉浸其中。如果生活真的是场盛宴，我们在赴宴前总要清空肚子不是吗？快乐是会让我们更健康的，不仅是情感上，还有身体上。

我们追寻更多的快乐，我们就会越少烦躁不安。我们的身体就会更放松，呼吸更顺畅。我们的血液流通就更顺畅，我们就更不会得病。

好消息是：只要一点点创造力，我们就能玩儿得开心，没有负担，像孩提时一样。同时，我们也能按时完成工作任务和家庭责任。下面的建议可以帮助我们重新找到内心的快乐，让我们毫无负担地享受生活。

笑的越长越大声越好

日本科学家发现，患有糖尿病的人看一场喜剧后，其饭后血糖升高数值要比听一场无聊的讲座小一些。未患有糖尿病的人也是同样情况。

与伴侣约会

别再在意账单、家务、生活计划和孩子们的牙医预约了。重新找回初恋的感觉吧。与伴侣分享快乐能够使你们回忆起甜蜜的时光。和爱人共度一段美好时光吧，没有孩子要照顾，没有账单要付，没有盘子要洗。只有两个亲密的人。如果生活能够轻松一些，爱人间就有更多的亲热，这能帮助我们减轻压力。

做个SPA，放松一下

目前美容产业中最火的一项就是SPA，包含面部美容、按摩和其他形式的美容，已经成为了美容院的必备项目。

做一个长时按摩

服从你的渴望。做一个长时间的按摩，感觉非常棒。可能你在按脚的时候不会很在意，但是研究表明，按摩可以提高免疫功能，增强体内的抗病血液（白细胞），还可以降低血压，减轻压力，舒畅心情。

尝试一下香薰疗法

用鲜花、绿植、百花香给房间加些香甜的气味，还可以用香薰、蜡烛或者精油，香气中隐藏着科学。有研究调查了100名女性在沐浴后的感觉，大多数表示使用了香味很好的洗浴用品后心情也很好。科学家们通过电子仪器观察了人背部上侧斜方肌的图像，以测定压力水平。另一项研究发现，小柑橘的香气可以使人最快乐；香草的香味使人最放松。

记录幸福时刻

注重回忆曾经的美好时光，任何积极的情绪，如快乐、舒服、温柔、自信等等。

养只宠物

研究表明，养狗给人最大的三大好处之一是快乐（其他两个好处是有伙伴和有安全感）。其中的原因之一就是成人养狗者平均花费44%的空闲时间与宠物玩耍。65岁以上养狗的老人要比不养狗但是每日徒步路程比别人多两倍的人还要快乐。因为他们对自己的社交生活、身体状况、心情等都很满意，而且比不养狗的人要满意得多。养宠物的人会用更多积极的词汇描述自己，而不养宠物的人却不会。

但是，更好的是你能陪伴在某人身边，这个某人一定是很容易对人表示好感，并且不会在乎你的社会地位、衣服尺码和银行存款的。

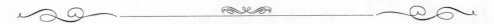

第十七章

比泡沫浴更有效的
放松方法

你感觉到压力了吗？你肯定感觉到了。即使你同美国所有的女性一样偶尔被压力压得喘不过气来，你大概仍然羞于承认吧。无论我们是否喜欢，压力已经成为了一种身份的象征。女人需要用压力来证明自己过着充实、积极的人生。但是压力很容易让人不知所措。全国消费者联盟最近调查了1 000位被压力缠身的美国人，其中超过一半的人声称他们承受了过多的压力。他们的压力主要来源有：

1．工作。41%的被调查者认为他们的工作让他们筋疲力尽。

2．时间总是不够。25%的被调查者声称他们很难在家庭、工作和社区之间找到平衡。

与此同时，其他一些调查也向我们揭示了为什么美国人面对如此大的压力。

我们时时刻刻都在紧张地生活	普林斯顿大学的民意研究公司对1 000位美国人做了民意调查，结果发现56%的人很难把时间平衡分配到工作和私人生活中
我们需要照顾生病的家人和亲戚	全国照顾者联盟和美国退休人员协会对1 247人进行调查，结果估算出全国有4 440万人无偿地在照顾家人或亲戚，其中超过一半的人因为照顾生病的亲戚而耽误了自己的工作
要是有足够的时间，我们就能更好地维持婚姻	明尼苏达大学的研究中心调查了超过15 000对夫妻，结果发现其中65%的夫妻因为争吵和失望过着不幸福的生活（即使在感觉幸福的35%的夫妻中，也有1/4的妻子承认她们多多少少都有过离婚的念头）。我们陷入了这样的困境：我们都渴望更好的婚姻，但是美国大多数夫妻每日真正对话的时间仅仅只有4分钟，其他时间的话题都集中在孩子、家务、贷款以及谁去倒垃圾

在这一章中我们会给你一些基本的实用建议，来帮助你减少压力，解决一些生活中给你带来压力的问题。

让家成为平静的绿洲

工作日早上总是格外地忙碌，忘记准备午餐盒、早餐做糊了、钥匙找不到了……简直就像在糖果工厂里看得眼花缭乱的小女孩。为你和你的家人准备迎接新的一天可不是很简单的差事，但是把你的需要牢记在心可以让你的压力小一些。以下是可以帮助你的建议：

1. 早上做做运动

做运动可以燃烧掉身体因压力而产生的毒素，促进可以让人心情愉悦的内啡肽，降低皮质醇，从而很好地释放压力。清晨的运动更容易形成规律；白天的忙碌不会对清晨运动有影响，并且在洗澡之前就完成了这一目标，会让你感觉一整天都胜券在握。

你可以早起20分钟，在日出时遛遛狗；也可以在后庭练练瑜伽（不要在意邻居投来的目光）。

如果你是一名长期焦虑者，那么做一些运动对放松会起到非常好的效果。奇科市加利福尼亚州立大学的研究者对118名大学生做了调查，结果显示在紧张的期末考试期间，如果做做运动，让心跳加快，出出汗，焦虑的心情会有很大好转，也不会像不运动的那些人一样那么抑郁。这项研究的主导博士沃伦·R·科尔曼说，研究结果显示，经常焦虑的人运动一下会有很显著的效果，尤其是在他们面对巨大压力之下。"我们还不清楚为什么会这样，但是这是一个很好的舒缓压力的尝试。"

2. 不要在做早餐上花太大工夫

把做早餐变得简单一些：把一周的早餐一次性都买回来，一人份的酸奶、白软干酪、苹果酱、小胡萝卜、葡萄干和坚果。成袋的高纤维谷类食品也很好。周日煮出一打鸡蛋，放在冰箱里保存，吃的时候只要把鸡蛋壳剥下，放在保鲜袋里，加一些盐就好了。

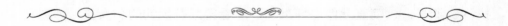

专题　在压力之下，你吃的更多还是更少

为什么有些女性在心情不好的时候没有胃口，而其他女性却在食物中找安慰？

旧金山加利福尼亚大学精神病学助理教授艾丽莎·艾博尔博士说，在承受巨大的压力时，大多数人一开始会吃得很少。因为在压力之下人体分泌一种激素CRF（类皮质激素释放因子），这种激素会导致人的胃口大减。如果事情只是这样，那么人们在承受压力时都会吃得很少了，但是事实上对很多人来说，压力摄食却是一个很大的问题。压力摄食是一种释放压力的方式，它减少负面情绪，是一种很难摆脱的行为。它可以抵消激素对胃口的抑制，导致人体过多摄入热量，增加体重。

巴尔的摩马里兰大学医学院医学临床助理教授医学博士帕米拉·M·皮克说，压力激素对每个人的作用有所不同，这也就解释了为什么在压力下有些人吃得多，而有些人吃得少。有这样一个理论：有些女性会产生较多促进胃口压力的激素皮质醇，从而在压力下会吃得更多，大致原因在于她们分泌了大量与抑制胃口的CRF相关联的能够促进胃口的皮质醇。

让你上下班轻松些

交通堵塞是继青春期孩子之后第二大让人抓狂的事情，再好的司机面对交通堵塞心情也是好不起来的。当上下班让你心情糟糕的时候，试一试下面这些方法，让上下班变得轻松起来吧！

1. 上班之前给自己心理准备

计算一下上班需要花的时间，提前五分钟出门。等你开车到了上班的地方，把车停在一个别人不会注意的地方，用这五分钟做冥想，然后再走进公司开始上班。每日做冥想可以帮助减肥。旧金山加利福尼亚大学精神病学助理教授艾丽莎·艾博尔博士在一项早期初步试验中发现，做了三个月冥想的男人比不做冥想的减了更多的腹部脂肪。所以冥想很可能也会帮助女人减肥。

2. 利用车上的时间

你可以让漫长的开车上班时间更加有趣，在车上播放一些鸟叫声、古典音乐或者墨西哥流浪乐。从本地图书馆借一些读书的录音，或者和你一路的人拼车上班。最好还是不要听说话夸张的主持人的晨间节目了，除非你真的是个铁杆儿听众。

3. 自我倾听

　　压力往往以潜意识的自我否定开始，如"我让大家都失望了"。若要改变这种自我否定，你可以制作一个卡带，录制自己亲自说出的五句积极肯定的话语。莱克星顿市肯塔基大学护士学院教授兼精神病护士理工博士安·R·佩登在国立卫生研究院的美国国家护理研究所主导了一项关于自我肯定的研究，她的建议是你先说出你脑中的消极想法，再把它变成相反的意义。如，从"我跟不上了"变成"我稳操胜券"。把每一句肯定的话说三遍，每日把你的卡带听两遍。佩登博士的研究说明，规律性的自我肯定可以很大地削弱脑中的消极想法。

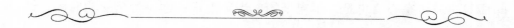

专题 用写文章释放你的压力

　　写日志，如果只是偶尔写一写，是一个排遣生活压力有效的好方法。一项以大学生为对象的调查显示，一周只要花20分钟写日志，只要坚持三周，就能很好地调整心情，并且改善健康状况。每周留出三四天，每次写个20分钟吧。你不必很有规律性，想写的时候写就可以了。

　　德克萨斯大学奥斯汀分校心理学院教授兼《敞开心扉：说出你的心情，治愈你的心灵》一书的作者詹姆斯·W·潘尼贝克博士建议，虽然你刚开始写日志的时候会感觉心情很乱，但是这些不好的心情慢慢都会消失。他说："你写得越多，不好的事情对你的影响就会越小。"

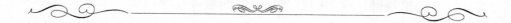

把你的房子变成你的家，但不要追求完美

你的想象总是这样：今年我一定要按照家私杂志上面的样子制作一个漂亮的圣诞花盘，花盘上每一片枸骨叶都要小巧玲珑、完美无缺，还要自己亲手镀上金色。

然而现实却是如此：脏衣服好像永远都洗不完。你还是接受吧，你的家永远不会像家私杂志上的图片一样完美，下面是几条建议，让你的家不再杂乱无章。

1. 学会分工

晚餐之前，让家里每个人把房子的每个房间走个遍，把属于自己的东西都拿回自己的房间里。早早就训练你的孩子帮你摆放桌子或者擦干盘子。记得要夸奖他们，谢谢他们的帮助。

2. 趁做家务时做一会冥想

趁做家务时做一会冥想。不要急着把碗刷干净好去看没有意义的电视剧，不如享受一下双手浸在温水的舒服感觉，试着感受一下晾干架上的干净玻璃制品发出的光芒吧。

3. 设定一个主控中心

不要在脑中一遍遍回想自己要做的事情，不如在厨房里放一块可擦板吧。白板横向写上家里每个人的名字，纵向写上星期。把要做的事情填进去：足球比赛、戏剧排练、家长会以及看牙医的时间，标记好需要大人陪伴的和交换了的任务。如果公开你要做的事情，你也在教会你的孩子这一技能。把你需要他们帮助的事情标记出来吧。

4.在星期六把家务做好

你不必把两个休息日全部浪费在那些看上去似乎应该去做但实际上并没有必要去做的事情上。若攻克这种浪费时间的完美主义，你可以把闹钟设定到三个小时，把你优先需要做的事情列个单子，然后放手去做吧。闹钟响起时，停下手中的活，不要再去想了。如此这样，给你自己设定一个时间期限，你就可以把全部的注意力集中在真正需要做的事情上，不会被心中的完美想法左右了。

5. 无论你在做什么，到了休息的时候一定要去休息

每日花半个小时独处，你会发现本来疲倦的身心开始懂得欣赏生活的美丽了。让你的年纪最大的孩子帮你挡掉电话和孩子的吵闹，你可以锁上门，好好在浴缸中放松一下了。

6. 每日在同一时间上床睡觉

八小时的睡眠是至关重要的，无论有多少要洗的衣服和碗筷。睡眠可以驱走让你感觉抑郁的疲倦感。承认吧，脏衣服是永远洗不完的。接受了这一点反而会让你感觉很轻松。不要总是对自己下那么高的要求，该睡的时候就安心去睡吧。

学会更好地安排你的工作

千万不要以为自己能够读懂老板在想什么，这是不可能的。当工作任务的期限快到的时候，你肯定会揣测老板对你的表现有什么期待，此时你就会感觉压力倍增。下面的几条建议可以让你摆脱这种无谓的猜测。给自己提问。在每一项工作任务之初问自己这样的问题：工作期限在什么时候？你应该用多久的时间？你还需要什么样的信息？你

不期望怎么样的结果？在你开始这项工作之前，设想一下这项工作在完成的时候怎样是好的结果。

1. 把工作分解来做

从现在一直到工作期限，把整个项目分割成多个小目标，每一个目标设定一个完成的期限。如果你没有按时达成某一个小目标，那么你要重新审视这个项目，调整一下每一个小目标的完成期限，这样工作期限快到的时候，你就不会觉得时间不够用了。每日都完成一个目标，这会给你一种稳操胜券的感觉。

2. 好好利用你的休息时间

前佛教僧侣兼《把工作上升到精神境界》一书的作者路易斯·里士满建议，你可以利用如厕的时间，好好调整一下自己的心情和状态。分四步深吸气，然后分四步呼出去。可以在工作的地方挂一条警示语，如"利用好时间，积蓄好能量"或者"善待时间就是善待自己"。

减少照顾家人带来的压力

当你的家中住着生病的老人时，你不仅忙于照顾他们，你同时面对着精神上的巨大压力。一项全国调查显示照顾老人的女性中，25%的人感觉很有精神压力。如果你感觉到了压力，请尝试下面的几点建议：

1. 设定合理实际的目标

当家人需要你的帮助时，你很难拒绝，但是你若是不小心计划，你本来不多的时间就会更显得捉襟见肘了。你们应该坐下来，好好聊聊，谈谈各自心里的想法。看看哪些想法是共同的，如"我们一起吃饭"；而那些有差异的想法，如"我需要周末的时候陪在你身边"，要进行商讨。除了你们商量好的想法，你当然可以多花些时间，不过这就在你的掌握之中了。

2. 你可以在社会上找帮手

你不必一个人全部承担照顾的责任。社会上老年人数量越来越多，现在出现了很多机构，它们为那些需要帮助的老人提供帮助，并不只是医疗护理，它们同时提供很多社交活动，如老年日托、社区项目、公交环游、图书馆读书和网络电视。你可以麻烦你好心的邻居偶尔照看家里的老人，也可以和其他人交替一同照顾两家的老人。

3. 雇个保姆

当你家多住了一位老人时，你并不只是要多喂一张嘴而已，你还有了更多的衣服要洗，更多的盘子要刷等等。更多的家务意味着你需要投入更多的时间。研究显示，需要照顾老人的人群中2/3的人从工作里赚的钱甚至不够全家人的花销。但是你不要感到气愤。和你的母亲谈一谈，告诉她如果你的家务少做一些，你就有更多的时间和她相处。你也可以请求她出些钱帮助家用，她也许正希望能够做点什么帮助你呢，更何况，她一定会希望你的压力小一些，和你相处多一些。

减少夫妻之间的争吵

几十年的夫妻生活中必然会有不少激烈的争吵。关键的是你们要牢记两人之间深厚的感情，无论对方有多少缺点。

1. 记录你们生活的成功

你们可以选择一年一次的节日休假期间讨论一下接下来的一年你们能取得什么新成果。目标要写得具体、夫妻一起的目标、家庭的目标和两人分别的目标。把写有目标的文件放在一个特别的地方，每次你们完成一个目标，用两人晚餐或者全家聚餐作为庆祝。心理学家兼《存在、归属与价值：平衡你的三大需要》一书的作者罗纳德·波特·埃夫隆博士说，夫妻之间设定相同的目标，可以让你们的生活步调一致，从金钱问题和计划问题导致的争吵中解放出来。

2. 把家务分给家人

一旦你了解了你们的目标，你可以把家务分给家人了。你是否希望营造一个干净的家？如果你想，那么你应该怎么做呢？你多久打扫一次房间？你的家人分别要做什么家务？在纸上把每项家务写下来，然后把它们分配给家庭成员。明白了谁负责哪项任务之后你不会感到那么多压力和愤怒。

3. 经常表示感谢

当你的爱人做完家务后，你要记得感谢他，即使这本来就是他分内的职责。如果他洗了车，你可以称赞车很漂亮。若他洗了他自己的脏衣服，你也要谢谢他，不是谢谢他帮了你的忙，而是表示你对他的珍惜。很有可能，他也会用同样的态度回应你；你们之间的互相信任会成为良性循环。

第十八章

终于可以睡个好觉了

睡眠缺乏会导致你筋疲力尽、心情糟糕、大脑混乱。更糟糕的是睡眠缺乏会显现在你的脸上。没有什么比你的同事当着你的面指出你"看上去累坏了"更让人气恼的事情了。

无论是因为失眠症还是因为睡得太晚而引起的睡眠缺乏，都会导致你身体里的每个细胞无法正常吸收血糖。睡眠不足也会导致身体对胰岛素反应迟钝。一项调查显示，和睡眠接近八个小时的人比起来，40%睡眠不足5个小时的人对胰岛素反应较为迟钝。另一项调查中，科学家发现平均一天睡觉只有四个小时的人身体会抗拒对胰岛素的反应，这种反应一般在年老的人身上才会出现。长期下来，对胰岛素的抗拒会导致代谢紊乱症状，这种症状属于糖尿病前期，它会损害你的心血管系统、记忆力，甚至生育能力，最后发展成为糖尿病。

　　另一个让我们难以入睡的原因是：我们总是接受一些来自各方的错误的关于如何获得良好睡眠的方法的信息。下文中我们会解读几条关于睡眠的错误流言，给你一些获得优质睡眠的好办法。

流言之一：每个人都需要至少8小时的睡眠

　　若你认为所有科学家都同意这一条，那么你就大错特错了。罗彻斯特大学睡眠和神经生理学研究实验室的领导人迈克尔·裴丽斯医学博士说，"问一个健康的成年人需要多少睡眠就如同问这个人需要多少热量一样，答案是'看情况而定'。"我们的基因在一定程度上决定了我们需要多少睡眠，所以有些人需要得多，而有些人需要得少。

　　这一条也是现在睡眠研究中颇有争议的一个问题。来自圣地亚哥加利福尼亚大学的睡眠研究者丹尼尔·克里普克医学博士在最近的一个会议上提出了睡眠不足8个小时也可能对人体有益的观点，引起了轩然大波。亚利桑那大学医学院的睡眠研究者菲尔·艾克林医学博士也参与了会议，他回忆说："现场就像炸了锅一般。"

　　克里普克博士对这个睡眠超过八小时有益身体的观点给出了合理的解释。他主持了一项研究，这项研究同其他两项研究一并对睡眠超过8小时和少于6小时的人做了对比研究，研究结果显示，睡眠超过八小时的人群更可能死于心脏病、脑卒中（中风）或者癌症。睡眠越多的人，得这些病的可能性就越大。反对者说，睡眠过多的人可能具有这些潜在的健康问题，如糖尿病、抑郁症、心脏病、甚至癌症，这才是背后真正的问题。

　　对你来说，最好的方法就是弄清楚你的身体需要多少睡眠。记一两个星期的睡眠日记，记录下晚上你睡了多少小时，第二天你的精神状态如何，在下午不要使用任何提神方法，如喝咖啡或者用凉水洗脸。如果你必须提神才能保持清醒，那就说明你睡眠不足。

流言之二：小憩一下，尤其是午睡，是非常正常的

下午的时候感觉有点累是非常正常的，这是你睡眠和清醒的节奏循环导致的。但是如果当你的老板在会上讨论上个月的数据或者你可爱的学前班孩子向你解释为什么超人比蝙蝠侠帅气时，你却困得抬不起头来，你就需要更多的睡眠了。微微疲倦和极度困乏的区别在哪里？斯坦福大学的科学家、人称"睡眠研究之父"的威廉·C·德蒙特博士解释说，如果你的眼皮沉得睁不开，你就是真正的累了。

你可能已经严重睡眠缺乏了。"睡眠缺乏"是睡眠研究的行话，是指一晚接着一晚你欠下的睡眠总量。睡眠缺乏是这样发生的：如果你每晚需要睡八个小时，但是你却睡了七个小时，一周之后你共欠下了相当一个晚上的睡眠。这就是你欠下的睡眠量。睡眠缺乏是可以累积的。一位专家估算出，美国人平均一人一年欠下的睡眠总量到了500小时！

当你一周下来欠下了一个晚上的睡眠，你就会感觉你好像真的一个晚上没有睡。你会感觉到一股股的疲惫，眼睛又痒又痛，情绪敏感多变，注意力无法集中，甚至强烈的饥饿感，这是因为你的身体需要通过吃很多东西才有力气把腰直起来。接下来，睡眠缺乏会导致很多严重的身体问题。最近的几项研究表明，常年累积的睡眠缺乏会加快身体吸收葡萄糖的速度，从而增加多种疾病发生的可能，如高血压、心脏病、糖尿病。

几百万美国人都感觉时间不够用，如果你和他们一样，那么你肯定牺牲了自己的睡眠时间，来完成工作、回复邮件、付账单、洗衣服，或

者只是一个人静一静。马里兰州贝塞斯达的国家健康研究中心进行了睡眠障碍研究，研究的负责人卡尔·E·亨特医学博士说，睡眠缺乏是个很糟糕的习惯，这也是美国人白天发困的首要原因。

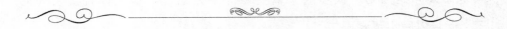

专题 **鼾声背后的潜在威胁**

如果你每晚都打鼾，而且你超重，那么你应该去看看医生。一项询问了约七万名护士的调查显示，每晚都打鼾的人比不打鼾的人增加了一倍患2型糖尿病的概率，无论他们是否超重。哈佛公共卫生学院的科学家、医学博士威尔·K·阿德莱米医生说，规律性的深度打鼾会使人体释放儿茶酚胺，这种激素会抑制人体对胰岛素做出反应。他还说，睡眠呼吸暂停症——在夜间睡眠的过程中多次暂停呼吸的病症——也会有同样的作用。

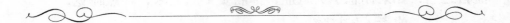

想要把欠的睡眠补回来，并且以后不想再睡眠缺乏，你首先要弄清楚什么原因导致你睡眠缺乏。原因不同，解决的方法也不同。来思考以下的问题：

你每晚需要花至少半个小时入睡吗？

你半夜会醒来，之后便很难入睡吗？

如果你的答案中有"是的"，并且每周至少三个晚上会发生，那么导致你睡眠缺乏的就是失眠症。那么你可以跳过阅读接下来的部分，直接从"流言之三"开始读起，因为治疗失眠症的处方和解决其他睡眠问题的方法是大相径庭的。

如果你没有得失眠症，还有很多其他原因可能导致你欠觉，如焦虑、做了噩梦的孩子、扒你枕头的宠物、打鼾的爱人，甚至可能是树枝在你的窗户上划动的声响。只要睡一晚好觉你就可以解决这些问题了。但是如果你是因为有太多的事情要做而不去睡觉，那么你就要去补觉了，而且以后也不要再欠了。

你可以用一两周的时间来实验。每日起床的时间要一致，但是把睡觉的时间提前一个小时，如从午夜改到11点，持续三四天。如果第二天你醒来的时候还是感觉很累，或者午餐之后需要通过喝咖啡才能保持清醒，你需要把睡觉的时候再提前45分钟。如果你需要躺在床上30分钟盯着天棚才能睡觉，你就把上床时间向后推迟，每次推迟15分钟，直到你很容易入睡。你怎么才能知道最适合你的上床时间呢？当你醒来的时候，你会感觉很清醒，上班的时候状态很好，下午也不必喝咖啡。

流言之三：如果你患了失眠症，你需要早点上床，晚点睡觉，或者下午打盹

如果你失眠了，不要待在床上！安大略省布鲁克大学的睡眠研究者金伯利·科特博士说，如果你被失眠症困扰，上文提到的三种解决方法反而会让你更难入睡。

让你感觉如此难受的是你的睡眠同态调节器。它是一种由脑中的化学物质控制而成的硬件系统，和你的胃口有几分相似。你的睡眠同态调节器会根据你醒着的时间和活动的剧烈程度积累成对睡眠的需求。你对睡眠的渴求越多，你就越容易睡着，睡得就越香。但是也不能睡得太多，正如你白天吃得太多，晚餐就再吃不下了；如果你上床太早，或者下午打盹，睡觉时你就不会觉得累了。

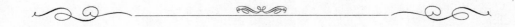

专题 **打盹的力量**

午睡十分钟，一天都精神。澳大利亚一项研究显示，12所大学的学生在前一天晚上睡不够觉时选择不午睡、午睡5分钟、午睡10分钟或者午睡30分钟。午睡10分钟是最合适的，因为你积蓄了能量，但是又没有进入不愿醒来的沉睡。

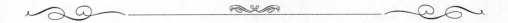

把上床的时间延迟一个小时，这样你睡觉的时候就会感觉累了。如果下午时因为太累了或者为了开车回家积蓄精力你必须打盹，那么你应该再向后延迟上床的时间，延后的时间等于打盹的时间。你是否对睡眠感觉焦虑？或者为了别的事情而焦虑？当你躺在床上的时候，你可以尝试慢慢地呼吸，并随着呼吸数数。你也可以想象自己身在一个愉悦舒服的地方，比如躺在加勒比海上客轮甲板的座椅上。如果你还不能睡着，就走出卧室，这样做的目的是不让你因为看到床而感觉焦虑。你可以尝试读读书，或者做一些有趣但又不累的活动。下面是其他的一些有效的催眠方法：

1. 睡前洗个温水澡

温水澡会让你的体温升高，而你躺下来的时候体温会降下来，因为你的肌肉放松了，产生的热量少了。当体温迅速降低时，你会更容易睡着。

2. 锻炼身体

很多研究都显示，白天或者晚上进行30~45分钟的锻炼可以帮助失眠者睡得更好更久。虽然锻炼帮助睡眠的原理尚不清楚，

专题 如果你的宠物让你睡不好

你的宠物可能会整晚都在你的枕边折磨你。你的狗可能在清晨3～5点之间需要到户外去上厕所。明尼苏达罗彻斯特的马由临床睡眠失调症中心的研究者调查了300人，结果显示1/4的失眠者的问题出在他们的宠物身上。如何解决宠物引起的失眠问题呢？

你可以用其他声音掩盖你的宠物发出的声音，如白噪声①失眠治疗仪、风扇或者空调。

如果你的宠物很健康，也没有膀胱或者泌尿系统的问题，它可以等到早上再去上厕所。你应该在睡前几个小时收起它的水盆，让它在睡前上厕所。当夜里它要去上厕所时，延迟10～15分钟再放它出去。每过三到四个晚上，再延迟几分钟。

你可以购买一个宠物箱。向你的兽医咨询一下，选择一个适合你的宠物大小的箱子，以及如何让你的宠物适应这个新窝。

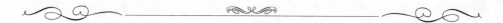

但是一种可能的原因是锻炼可以起到类似安眠药的作用。如果晚上锻炼会让你过于兴奋，那就把锻炼的时间提到下午吧。

3. 咨询医生

如果你被失眠症长期困扰着，你应该去看看你的家庭医生了。他可以帮助你找到失眠的原因，提出有效的解决办法，或者推荐你去一家睡眠中心进行调理。

---

①白噪声（white-noise），是指功率谱密度在整个频域内均匀分布的噪声，从我们耳朵的频率响应听起来，它是非常明亮的"唑"声。

第六部分

全部结合在一起
——生活方式的大改变

┤第十九章├

28天改善健康
令你身材苗条

如果你已经准备好降低高血糖，减轻体重，整个人变得生龙活虎起来，甩掉压力，下面有一个完美的计划。这个计划简单、有效、也可以说得上美味。

在接下来的4周里，你将接受糖尿病教育家、营养学家安费坦特的照料，她同时也是位于西雅图的瑞典医疗中心下设的著名的乔斯林糖尿病中心的运动生理学专家。她为我们，也为你打造了这个专属计划。这个计划基于三个核心健康原则：良好的营养，有规律的运动和减轻压力。

该计划的每一天包含三个部分。

1. 菜单计划，在你减轻体重的同时，你摄入的食物将比你想象的还多，包括许多你最喜欢吃的食物——意大利面、巧克力饼干、冰激凌等（是的，即使需要低糖饮食，你也不必放弃这些美味！）。食谱部分开始于第十九章，你将知道如何烹制食谱计划中的特色菜肴。请注意：这个食谱计划不能为孕期女性提供足够的营养，也不能为那些被诊断为妊娠糖尿病的患者提供足够的养分。

2．激励技巧使你的步行计划更具启发性，令人更兴奋、更舒适、更有效。你需要达到为初级步行者和资深步行者所制订的每周步行目标（详见步行计划）。

3．关于如何减压，每日找到一些属于自己的时间的建议。我们知道你没有太多空闲的时间，但是每日5分钟就已经足够(当然，如果你有更多的时间会更好)。现在你也许很难相信，但这300秒可以使你心情更平静，压力变小。请放心采用我们的建议，或者你可以制订出适合你自己的计划。

如果你还在为节食而担心的话，请准备好迎接惊喜吧。

每日六餐，你不会感到饥饿

喜欢意大利面？汉堡？花生酱？烤土豆？想要在晚餐时喝一杯葡萄酒或啤酒？在这个计划里，这一切都是允许的。

你每日摄入1 500～1 600千卡（6 279～6 697千焦）（50%～60%的碳水化合物，15%～25%的蛋白质，25%～30%的脂肪），正餐和小吃的脂肪含量很低，而且也不含转化型脂肪酸。

每日有3份正餐和3份小吃(2份含有80千卡（约335千焦）热量的零食和1份含有150千卡（约628千焦）热量的零食)。想把摄入的热量减少到1300～1400千卡（5 442～5 860千焦），你可以选择三份正餐加两份不含热量的小吃和一份含有80千卡（约335千焦）的小吃。

想把热量增加1700～1 800千卡（7 116～7 535千焦），你可以选择三份正餐加三份含有150千卡（约628千焦）热量的零食。

如果早餐食用高热量食物（如加入火腿和青椒的煎蛋饼，加入芦笋和山羊奶酪的煎蛋或者烟熏火鸡），那么，上午别吃点心，午餐减少热量摄入。

你可以适量喝减肥苏打水，咖啡或茶（热的或加冰的）。限制自己每日只喝两杯咖啡（每杯2汤匙牛奶或奶油），两份12盎司（约340克）的低糖汽水。费坦特建议每日喝8杯8盎司（约227克）的水，水中可以适当加入些绿茶，具有很好的抗氧化作用。

你是否采用糖尿病食品替换法或计算碳水化合物的摄入？以下是如何分解每餐。

每一份的面包、淀粉、水果、牛奶中含有15克的碳水化合物及约80千卡（约335千焦）的热量，这些可以在每一天的膳食计划中交替食用。

正餐包含30～60克的碳水化合物，小吃包含15～30克的碳水化合物。

我们提供的食谱可以与由面包、淀粉、水果、牛奶和蔬菜构成的"碳水化合物"相替换。例如，一份墨西哥炖猪肉含有244千卡（约1 021千焦）的热量、24克蛋白质、18克碳水化合物和10克脂肪。可以和它替换的食谱是：三份肉，一份碳水化合物（半份淀粉，一份半蔬菜）。

由于人体不吸收纤维，可以从每日的食谱中列出的碳水化合物的总量中减去纤维含量。这可以大大降低碳水化合物的含量。费坦特说："例如，一份希腊风格的扁豆汤含有55克碳水化合物和26克纤维，所以碳水化合物的数量实际上是一份29克。"

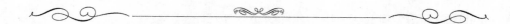

专题 必须具备的调料和调味品

你的调味品架里可能有下面这些调味品，但如果你没有，去买吧。你一定会喜欢它们为健康烹饪所添加的甜、辣、或辛辣的味道。

亚洲梅子酱	香叶	桂皮	小茴香
肉豆蔻	牛至	辣椒	香菜（干鲜）
迷迭香	百里香	酸豆	辣酱油
料酒	第戎芥末	亚麻籽油	辣根
热辣椒酱	低钠酱油	蜂蜜	苹果酱
橄榄油和芥花籽油	洋葱做的辣调味汁	晒干的番茄	芝麻酱
香醋	红酒	黄酒	

专题 每星期提前做好准备

周日下午是为即将到来的一周准备一个或多个菜单的最合适的时间。下面，你会看到一个安排下周的美味食谱的计划表。如果你想在下周准备一份食谱（如墨西哥烤宽面条）来代替其他的晚餐，请看下面的食谱。一定要注意每次只吃一份的量。

每星期：把一个星期需要的沙拉调味品混到一起。把一个星期需要的制成沙拉的绿色蔬菜洗净、晾干、并混合在一起，放入一个密闭的容器中冷藏。

在你真正开始膳食计划之前的那周需要为第1周做准备：希腊风格的扁豆汤，杂粮谷物，自制肉糜卷。

在第1周要为第2周做准备：巧克力切片，加入辣椒和豆类的藜麦，大麦加上绿色蔬菜，蒜泥菠菜。

在第2周要为第3周做准备：托斯卡纳炖豆，蓝莓酸奶松饼，鸡肉和蘑菇意粉煲，加火腿的马铃薯绿豆汤。

在第3周要为第4周做准备：香辣肉丸椰汁，虾和蟹肉饼，墨西哥烤宽面条。

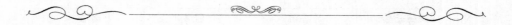

一个留有余地的计划

费坦特发现，如果有一点回旋余地的话，她的病人可能更愿意遵循一种健康的饮食方式，所以她的膳食计划具备一定的灵活性。

例如，人们可以自由地替换膳食。费坦特说："大部分的早餐含有225千卡（约942千焦）的热量；大部分的午餐含有425千卡（约1 779千焦）的热量；大部分的晚餐含有550千卡（约2 302千焦）的热量。所以，除非有特殊情况，你可以选择每日吃同样的早餐，或挑一两样你最喜欢的。午餐和晚餐也是如此。"下面这些你也应该有所了解。

水果，包括浆果和坚果，可以互换。但是，不要用浆果交换坚果，反之亦然。

蔬菜可以互换。如果蔬菜中不含有多余的脂肪，可以尽情吃个够。

前面建议的调味料可以用来替代任何低脂肪、低热量的沙拉酱，每汤匙调味料含有的热量不高于25千卡（约105千焦）。

瘦肉可以互换。例如，如果一餐中有金枪鱼，而你不喜欢吃金枪鱼，你可以选择像火鸡、火腿、瘦肉或烤牛肉这样的肉类。

你是一个素食主义者？没问题！你可以用下面的食谱来代替2盎司（约57克）的肉类：一个鸡蛋，半杯豆子，4盎司（约113克）豆腐，

1.5盎司（约43克）低脂奶酪，半杯全谷类（如藜麦或大麦），0.75盎司（约21克）坚果，或1匙果仁酱。

"低脂酸奶"是指任何每6～8盎司（170～227克）所含热量不超过150千卡（约440千焦）的原味或果味酸奶。

"冷冻甜点"是指任何每半杯含有的热量不超过120千卡（约502千焦）的低脂冷冻酸奶、冰淇淋、果汁冰糕或冰冻果子露。

你可以随意给"原材料"调味，如：可以向水果或原味低脂酸奶中加入1茶匙的蜂蜜、果酱、枫糖浆、糖蜜（含16千卡（约67千焦）的热量）或人造甜味剂。

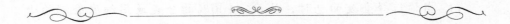

专题 有用的提示和品尝美味的建议

降低血糖并不一定要杜绝美食或花费颇多。请继续阅读，下面的提示可以使你在瘦身计划中节省时间和金钱，还会给你提供一些在选择和使用一些特色食物的建议。

1. 那些只经过最低程度的加工或者只包含一种成分的食品，如苹果、大麦、燕麦片、豆类、胡萝卜和坚果，在任何时候吃都行。

2. 选择有机食品，以减少对杀虫剂的摄入。

3. 批量购买食品，这样可以省钱。

4. 在标签和配方上，从碳水化合物的总克数中减去纤维的克数。

5. 亚麻籽油富含对心脏有益的$\Omega-3$脂肪酸。亚麻籽油在加热或光照下容易变质，所以应将它存放在冰箱中。可以将亚麻籽油用于沙拉酱中或洒在熟食上。但亚麻籽油不能用来烹饪，用菜籽油或橄榄油烹饪比较好。

6. 有些食谱需要用到亚麻籽。你可以在健康食品商店买到磨碎的亚麻籽，或者自己用一个食品处理器或咖啡研磨机来将其磨碎。

7. 不同于亚麻籽油，亚麻籽加热时更稳定，你可以把它搅拌到燕麦片或其他煮熟的食物中。在烹饪时也可以加入亚麻籽。

8. 当你购买花生、腰果或杏仁酱时，请购买不包含氢化油的全天然的品牌。使用天然果仁酱前需摇动瓶子，使油分布均匀，记得把开封的罐子放入冰箱中。

9. 用冷水冲洗豆类罐头以冲洗掉多余的钠。

10. 如果你有一个压力锅，可以考虑自己烹饪豆类。多数品种的豆类制作起来只需要10～15分钟，通过这种方式制成的豆类食品的钠含量要远低于罐装豆类食品。

11. 当你选择全麦面包时，认准"100%的全麦或用细磨磨制的小麦"为第一要素。大多数全麦面包至少含有2克的纤维。

12. 自制低脂松饼是早餐或点心的一个健康选择。在食谱中，可以加入一些全麦面粉，其份额占面粉总量的一半，加入红花油或菜籽油，用3/4杯糖或者更少的糖，并加些坚果。1个1盎司（约28克）的松饼大约含130千卡（约544千焦）的热量。大多数出售的松饼重4～6盎司（113～170克），含有500～800千卡（2 093～3 349千焦）的热量。

13. 如果你喜欢含有谷物的早餐，没关系。但要选择纤维含量高的品牌，注意把碳水化合物的总量，包括牛奶，控制在60克以内。除非每一份混合食物的碳水化合物含量在25克左右，否则不要把水果和即食麦片混在一起吃。

14. 沙拉中应含多种蔬菜。

15. 叶子颜色深的生菜比颜色浅的营养丰富，而且更加可口。

16. 膳食计划中也包含全麦面食。你也可以用其他谷物做成面食，如：玉米、荞麦、藜麦、斯佩尔特小麦、扁豆和糙米，都可以做成面食。你可以去当地的健康食品商店买到不同品种的谷物。

17. 试着把菠菜、甘蓝、瑞士甜菜、芥菜和芝麻拌在一起吃，这样更美味，而且富含β胡萝卜素、叶酸和镁。

18. 青豆是绿色的大豆。煮熟后，青豆有些甜，也有些坚果的味道。在中国和韩国，传统上，人们把青豆当成蔬菜炒着吃；在日本，人们把青豆当成零食吃，就像我们吃花生一样。制作青豆沙拉需要2/3杯煮熟的青豆、加入切碎的洋葱、蒜、辣椒和胡萝卜。加入2汤匙任何牌子的低脂调味油或亚麻籽油醋汁来调味。

19. 藜麦产自南美洲安第斯山脉，是蛋白质含量最高的谷物。煮熟藜麦需要15～20分钟的时间，煮好的藜麦成螺旋形。在煮藜麦前，应先浸泡一段时间，以去除皂素，皂素有苦味，包裹在藜麦表层。在当地的健康食品商店可以买到藜麦。

20. 钢切燕麦（也称爱尔兰燕麦片），坚果味儿更浓一些，更耐嚼，可以替代老式燕麦片，味道也不错。不要吃速溶燕麦片，速溶麦片经过深加工，含有大量的钠和糖。

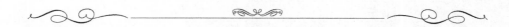

专题　现在购买、以后备用

新鲜水果、蔬菜、面包、肉类和奶制品是每周都要购买的，但下列这些你可以一次购买整月所需。

1	1磅（约0.5千克）葡萄干
2	1罐无糖苹果酱
3	一袋10盎司（约283克）的冷冻玉米
4	一袋10盎司（约283克）的冷冻青豆
5	1盒田园汉堡
6	爆米花（低脂的爆米花）
7	小袋碎核桃、腰果、杏仁、芝麻

续表

8	小袋磨碎的亚麻籽
9	小袋松子
10	1罐天然花生酱或其他果仁酱(杏仁、腰果)
11	大盒燕麦麸热麦片、钢切燕麦片、老式燕麦片
12	2盒全麦饼干
13	2磅（约0.9千克）全麦面食
14	1磅（约0.5千克）糙米
15	1盒冷冻全麦华夫饼干
16	1包全麦英式松饼
17	1袋1磅（约0.5千克）重的全谷物玉米片
18	1袋1磅（约0.5千克）重的干珍珠大麦
19	2袋米饼
20	1袋全麦玉米粉圆饼，直径为8英寸（约0.2米）(玉米圆饼冷冻好)
21	1磅（约0.5千克）全麦糕点面粉
22	1夸脱（约1.1升）低脂冻甜点（冰糕、酸奶、低脂冰激凌）
23	1桶不含反式脂肪酸的人造黄油
24	果蔬汁或番茄汁(最好低钠)
25	切碎的番茄罐头
26	番茄汁
27	绿茶

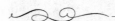 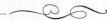

专题　用对调味品，赢得健康

　　在这个计划中，你可以使用任何一款你喜欢的低脂调味品，但来自西雅图乔斯林糖尿病中心的安·费坦特建议使用由橄榄油、菜籽油或亚麻籽油进行调味。与其他瓶装的低脂品牌不同，这些调料都包含100％的健康脂肪，不包含会造成动脉堵塞的反式脂肪酸。

　　亚麻籽油很轻，有坚果的味道，非常适合做沙拉油。此外，它富含有益健康的Ω-3脂肪酸。下面是亚麻籽油醋汁的配方。

亚麻籽油醋汁

配方： 4汤匙亚麻籽油，2汤匙香醋或红酒醋，1瓣中等大小的大蒜制成的蒜泥，少许盐，现磨胡椒、迷迭香、百里香和其他鲜或干的香草用来调味。

做法： 把油、醋、蒜、盐、香料等放在一个小碗里一起搅拌，每汤匙含有约70千卡（约293千焦）的热量和8克脂肪。批量制作亚麻籽油醋汁需要1杯亚麻籽油、半杯香醋或红酒醋、3～5瓣大蒜做成的蒜泥，再加些香料。

注意： 亚麻籽油在加热或光照下容易变质。为了保持它的新鲜和美味，请将其存放在冰箱里。在沙拉酱调味时可以使用亚麻籽油，也可以将其添加到熟食中。烹饪时，请用菜籽油或橄榄油。

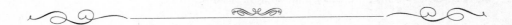

关于饮酒的提示

美国糖尿病协会认为，患有糖尿病的人可以适度饮酒，女性患者每日可以喝一杯酒，男性患者每日可以喝两杯酒。但正在进行糖尿病药物治疗的患者不能空腹喝酒，因为空腹喝酒会使一些患者血糖过低。费坦特说："但是，如果你想在晚餐时喝一杯葡萄酒或啤酒，那么，在白天时你得少吃些东西，用以抵消酒精中的额外热量。"

下面是可以与食物相替换的酒精饮料的份额。

1杯6盎司（约170克）的葡萄酒含有100千卡（约419千焦）的热量，可以代替两份肉。

1杯12盎司（约340克）的啤酒含有150千卡（约628千焦）的热量，可以代替一份淀粉主食和一份肉。

1杯1.5盎司（约43克）的烈性酒：如杜松子酒、朗姆酒、伏特加或威士忌含有105千卡（约440千焦）的热量，可以代替两份肉。

严格遵循这一计划，30天后，你能减轻体重、身体健康、心情平静。还在等什么？赶快做好准备、制订计划，获得健康吧！

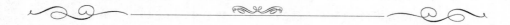

专题 人人都喜欢的小吃

这种膳食计划允许每日吃三种小吃，2种含80千卡（约335千焦）的热量，1种含150千卡（约628千焦）的热量。无论你喜欢吃甜的、可口的、咸的，还是松脆的，下面的食谱都能让你满意。

80千卡（约335千焦）热量的小吃

1	一份的新鲜水果：1个中等大小的苹果、香蕉、橘子、梨或桃；2个猕猴桃；1个大梨子；5个中等大小的杏；1量杯的葡萄、樱桃、草莓、哈密瓜、木瓜或苹果酱
2	半个柚子；半个小芒果；3个无花果；4个大枣
3	半杯水果罐头（冲洗掉糖浆）
4	水果冰沙：混合6盎司（约170克）牛奶，半杯浆果和冰
5	1杯草莓-西瓜雪泥
6	1/3杯大蒜菠菜和生蔬菜
7	1杯半烤蔬菜
8	几汤匙加豆汁的生蔬菜

续表

9	半杯香辣烤鹰嘴豆
10	1杯蔬菜汤
11	3杯爆米花
12	1片全麦吐司或面包
13	2个米饼或爆米花蛋糕
14	1杯无脂牛奶或豆浆
15	半杯无脂原味酸奶或低脂奶酪
16	1盎司（约28克）奶酪
17	1个全熟的鸡蛋
18	1片巧克力切片
19	1块坚果巧克力蛋糕
20	3个全麦饼干或小姜饼

可以随时吃的食品，含25千卡（约105千焦）的热量或更少

一天中的任何时间你都可以享用下列膳食。

1	生蔬菜
2	加醋或柠檬汁的蔬菜沙拉
3	6盎司（约170克）低钠番茄汁或蔬菜汁
4	低钠牛肉汤
5	茶，热的或冰的都可以（绿茶是首选，但任何一种都可以）
6	加柠檬或酸橙的苏打水

150千卡（约628千焦）热量的小吃

	面包和饼干
1	涂有2茶匙果仁酱的1片全麦吐司
2	1片葡萄干吐司，上面涂1茶匙不含反式脂肪酸的人造黄油
3	半个英式松饼，上面涂1匙的苹果酱
4	1份全麦饼干
5	2块米饼，加2匙坚果油
6	0.5盎司（约14克）全麦饼干，加1匙坚果黄油
7	1份全麦饼干，加1盎司（约28克）奶酪
8	4个棒形面包
9	1份辣根芥末虾，3~4块全麦饼干
10	1个全熟的鸡蛋，1片烤面包

	谷物
1	1份大麦与绿色蔬菜
2	1杯煮熟的燕麦片，燕麦麸，或杂粮谷物

	脆片
1	4杯油爆爆米花
2	6杯气爆爆米花
3	1份全麦玉米片与莎莎酱
4	1盎司（约28克）坚果

甜食	
1	1个蓝莓酸奶松饼或1盎司（约28克）低脂松饼
2	6~8盎司（170~227克）低脂果味酸奶
3	半杯低脂布丁
4	半杯低脂冻酸奶或低脂冰淇淋
5	1份冷冻水果味汽水
6	4片全麦饼干（不含氢化脂肪）
7	4~6块姜饼（不含氢化脂肪）
8	半杯切成薄片的草莓，1/12块食品蛋糕
9	1份半的坚果果仁巧克力
10	1片巧克力削片，6盎司（约170克）低脂牛奶
11	1块花生酱曲奇，6盎司（约170克）低脂牛奶
12	1份巧克力果子蛋糕
13	1份丰盛的草莓薄饼
14	1份覆盆子杏仁饼
15	1份西葫芦–巧克力片小吃蛋糕
16	1份无面粉巧克力榛子蛋糕

豆类	
1	1/2份的鹰嘴豆泥和半份饼干
2	3份（3/4杯）香辣烤鹰嘴豆
3	1份地中海鹰嘴豆沙拉和1/2份的饼干
4	1杯半带壳青豆

235

水果	
1	1份水果，1杯无脂原味酸奶
2	1份切好的水果，2汤匙坚果，少许低脂香草酸奶
3	2杯草莓-西瓜雪泥
4	1份华尔道夫沙拉
5	1份放入芝麻的菠菜-橘子沙拉和1个米饼
6	半杯奶酪，1份切好的水果

蔬菜	
1	8个香菇
2	1份的西葫芦
3	2/3杯蒜蓉菠菜和生蔬菜
4	3份烤蔬菜
5	2份烤蘑菇，半份饼干

其他	
如果在这个膳食计划中想要饮酒，减去一顿小吃，就可以饮用1份酒精饮料。	
1	4盎司（约113克）的葡萄酒含80千卡（约335千焦）的热量
2	6盎司（约170克）的葡萄酒含100千卡（约418千焦）的热量
3	1.5盎司（约43克）烈性酒含100千卡（约419千焦）的热量
4	12盎司（约340克）啤酒含150千卡（约628千焦）的热量

第1周第1天

1. 食谱

早餐	1份杂粮谷物加1汤匙切碎的核桃混合
小吃	1个小梨；8个小胡萝卜
午餐	1份希腊式扁豆汤；1～2杯菠菜沙拉；0.5盎司（约14克）的羊奶酪碎片，搭配2汤匙低脂调味料
小吃	1个小苹果
晚餐	1.5杯加蒜酱的全麦意大利面，再加1汤匙干酪；1杯蒜蓉花椰菜，加入1茶匙橄榄油
小吃	半杯脱脂牛奶制成的布丁 注意：在容器中冷冻半杯扁豆汤，留作第4天的午餐

2. 每日分析

热量	1 567千卡
碳水化合物	241克
纤维	56克
蛋白质	56克
脂肪	42克
胆固醇	136毫克
饱和脂肪酸	9克
钠	1 823毫克

3. 可替换食谱

碳水化合物	19份（8份面包/淀粉，4份水果，1份牛奶，6份蔬菜）
肉类	3份
脂肪	4份

4. 步行计划

第1周步行目标：新手：每日步行15分钟。资深步行者：每日步行30分钟或者更多。

5. 休息一下，让心情平静下来

今晚，在烛光下淋浴15～20分钟。使用你为了今天而特别购买的带香味的沐浴露，因为今天是你的生活方式将作出改变的第一天。

第1周第2天

1. 食谱

早餐	1片涂有一茶匙天然杏仁黄油的全麦吐司；1杯低脂牛奶
小吃	3杯空气爆米花
午餐	金枪鱼三明治：2片全麦面包，上面放半杯金枪鱼，涂抹2茶匙低脂蛋黄酱，并放入生菜和番茄；1杯生甜豆或其他新鲜蔬菜，加入2汤匙低脂调味料
小吃	1个橙子
晚餐	3盎司（约85克）烤鸡；1个小烤土豆，上面涂有2汤匙的低脂酸味奶油；1～2杯沙拉，加入1汤匙低脂酱；1杯蒸青豆；6盎司（约170克）葡萄酒或其他含有80千卡（约335千焦）热量的小吃
小吃	1/4杯苹果酱加上半杯低脂原味或果味酸奶和肉桂 注意：额外多烤3盎司（约85克）的烤鸡，留作明天的午餐

2. 每日分析

热量	1 554千卡
碳水化合物	200克
纤维	27克
蛋白质	79克
脂肪	40克
胆固醇	131毫克
饱和脂肪酸	11克
钠	2 224毫克

3. 可替换食谱

碳水化合物	16份（6份面包/淀粉，2份水果，2份牛奶，6份蔬菜）
肉类	5份
脂肪	4份
1份含酒精的饮料	

4. 步行计划

把你的目标告诉朋友：给五个朋友发电子邮件，让他们帮助你坚持你的新健康计划。自己动手洗车、给车打蜡。

5. 休息一下，让心情平静下来

在你的办公室挂一个能遮光的或带花边的窗帘，这样你可以小睡15分钟。如果你在室内工作，把每日出去放松15分钟当成是你职责的一部分。

第1周第3天

1. 食谱

早餐	早餐沙拉：混合1杯低脂牛奶或原味酸奶，1个小香蕉，1汤匙磨碎的亚麻籽和半杯冻浆果，食用前搅拌均匀。
小吃	切成段的生蔬菜，1盎司（约28克）的奶酪
午餐	前1天剩下的3盎司（约85克）烤鸡，1份鸡肉沙拉卷，1杯蜜瓜
小吃	半份鹰嘴豆沙，或者3汤匙备好的鹰嘴豆沙加生蔬菜
晚餐	1个蔬菜肉饼，上面涂抹1茶匙调味品和1汤匙番茄酱，并配上生菜：番茄和洋葱；一个全麦卷；2杯拌沙拉，配以1/4个鳄梨和2汤匙低脂酱；1杯低脂牛奶
小吃	半杯低脂冻甜点 注意：储藏好剩下的鹰嘴豆沙，留作周五的午餐。

2. 每日分析

热量	1 557千卡
碳水化合物	220克
纤维	31克
蛋白质	83克
脂肪	44克
胆固醇	107毫克
饱和脂肪酸	13克
钠	2 290毫克

3. 可替换食谱

碳水化合物	17份（5份面包/淀粉，3份水果，3份牛奶，6份蔬菜）
肉类	5份
脂肪	5份

4. 步行计划

为了改善你的走路姿势，请戴一顶帽子或一副太阳镜，这可以防止阳光刺眼，从而避免你在走路时低头。

5. 休息一下，让心情平静下来

拿起一本关于花、树或鸟的指南，观察你周围的自然环境。

第1周第4天

1. 食谱

早餐	6盎司（约170克）低脂原味或香草味酸奶，加入2汤匙燕麦片；1汤匙磨碎的亚麻籽和1茶匙葵花籽
小吃	2个米饼；1/4个鳄梨或1盎司（约28克）奶酪
午餐	半杯第一天剩下的希腊风格扁豆汤；1份全麦卷，加1茶匙橄榄油；少量沙拉洒上1汤匙切碎的核桃，加入一汤匙低脂酱调味
小吃	1个橙子
晚餐	1份烤鳕鱼配塔塔酱；3/4杯烤甘薯；1杯蒜蓉瑞士甜菜，放入1茶匙橄榄油；喝1杯低脂牛奶
小吃	水果沙拉：混合3/4杯低脂牛奶，1/2杯浆果和一些冰块，直到搅拌均匀

2. 每日分析

热量	1 499千卡
碳水化合物	199克
纤维	30克
蛋白质	87克
脂肪	44克
胆固醇	196毫克
饱和脂肪酸	9克
钠	2 385毫克

3. 可替换食谱

碳水化合物	15份（8份面包/淀粉，2份水果，2份牛奶，3份蔬菜）
肉类	4份
脂肪	5份

4. 步行计划

创建备份计划。制订出在家、单位和子女学校附近的短期、中期和长期的散步计划，这样即使在最繁忙的日子，你也可以挤出一些步行时间。

5. 休息一下，让心情平静下来

虽然整个过程只需60秒，但这是一次有益的尝试。把自己想象成你最喜欢的一棵树。想象一下，你的脚扎根于泥土中，深入大地，为你提供养分。要知道这种冥想会使你强大、让你充满活力。

第1周第5天

1. 食谱

早餐	1杯煮熟的燕麦片，配以1汤匙磨碎的亚麻籽和1汤匙切碎的杏仁；半个香蕉
小吃	6盎司（约170克）低脂原味或香草味酸奶，加入1茶匙蜂蜜
午餐	1块中等大小的全麦饼，里面用1份鹰嘴豆沙作馅儿；或6汤匙备好的鹰嘴豆沙，加入新鲜的生菜，番茄切片，和切碎的黄瓜；6盎司（约170克）低钠蔬菜或番茄汁
小吃	3杯空气爆米花
晚餐	1份肉卷；半杯土豆泥，加入1茶匙不含反式脂肪酸的人造黄油半杯玉米；绿色蔬菜沙拉，配以1汤匙低脂酱
小吃	乡村奶酪糕：把半杯乡村奶酪（如果你喜欢，可以加入糖、人工甜味剂和肉桂）、半杯蓝莓分层放好，然后撒上1茶匙的坚果

2. 每日分析

热量	1544千卡
碳水化合物	226克
纤维	36克
蛋白质	94克
脂肪	39克
胆固醇	104毫克
饱和脂肪酸	8克
钠	2294毫克

3. 可替换食谱

碳水化合物	18份（10份面包/淀粉，3份水果，1份牛奶，4份蔬菜）
肉类	4份
脂肪	3份

4. 步行计划

购买益足的袜子。你可能不知道，合成纤维的袜子要好于100%纯棉的袜子，因为合成纤维制成的袜子能吸走汗水、保持足部干爽、不起水泡。

5. 休息一下，让心情平静下来

列出一份"感谢表"花5分钟，写下所有你能想到的你要表达的感谢。感谢你的孩子，感谢有色润肤霜，感谢你的紫丁香树，每年春天为你的餐桌增添了芬芳的花束，感谢你的信心，感谢一切。

第1周第6天

1. 食谱

早餐	1份加入了火腿和青椒的松脆的煎蛋饼；1片涂有一茶匙苹果酱的全麦吐司
午餐	1杯低钠蔬菜汤；在2片全麦面包上放上半份肉卷，再淋上1茶匙低脂蛋黄酱和番茄酱
小吃	1个桃子
晚餐	炒意粉：用半汤匙的橄榄油炒大蒜和洋葱，加入2杯甘蓝和白菜，继续炒5~10分钟；洒上罗勒和牛至，加入1汤匙松子，2汤匙晒干的番茄，和1/4杯干酪；最后加入至少一杯煮熟的全麦意粉。番茄和黄瓜沙拉，配以1汤匙低脂酱或红酒醋
小吃	1片苹果，配以2汤匙的低脂原味酸奶或香草味酸奶

2. 每日分析

热量	1 547千卡
碳水化合物	223克
纤维	32克
蛋白质	76克
脂肪	53克
胆固醇	526毫克
饱和脂肪酸	16克
钠	3 071毫克

3. 可替换食谱

碳水化合物	16（6份面包/淀粉，4份水果，6份蔬菜）
肉类	6份
脂肪	4份

4. 休息一下，让心情平静下来

提前10分钟设定闹钟。你可以随意度过这600秒。你可以先喝一杯咖啡。看着一个熟睡的孩子或睡得打鼾的伴侣。阅读几页你刚刚购买的平装本书籍。

242

第1周第7天

1. 食谱

早餐	加入了香蕉和猕猴桃的1份全麦薄饼
小吃	1片巧克力切片
午餐	1.5杯加入豆子的辣椒和瘦肉末；2盎司（约57克）玉米面包；1杯绿色蔬菜沙拉，配以1汤匙低脂酱
小吃	6盎司（约170克）低脂原味酸奶或香草味酸奶，加入1茶匙的蜂蜜，再洒些肉桂和豆蔻 注意：留出1盎司（约28克）的玉米面包片，留作明天的午餐
晚餐	1份烤牛排与智利番茄酱；3/4杯糙米；1杯蒸熟的芦笋和胡萝卜，放入1茶匙橄榄油和蒜茸
小吃	1杯草莓–西瓜雪泥

2. 每日分析

热量	1 561千卡
碳水化合物	232克
纤维	29克
蛋白质	78克
脂肪	35克
胆固醇	163毫克
饱和脂肪酸	11克
钠	2 354毫克

3. 可替换食谱

碳水化合物	15份（7份面包/淀粉，2份水果，1份牛奶，5份蔬菜）
肉类	6份
脂肪	5份

4. 步行计划

请检查你的鞋后跟是否磨偏了，或鞋尖是否已经变形，如果存在上述情况，你该买双新的徒步鞋了。

5. 休息一下，让心情平静下来

学会拒绝。勇敢拒绝。

243

第2周第1天

1. 食谱

早餐	1个添加了烹饪喷雾的任意做法的鸡蛋；1个全麦英式松饼，涂2茶匙苹果酱
小吃	1杯冻葡萄
午餐	1杯加入脱脂牛奶的低钠番茄汤；大沙拉，包含2盎司（约57克）烤鸡和1/8个鳄梨，配以1汤匙低脂酱；1盎司（约28克）之前剩下的玉米面包
小吃	2个米糕，上面涂抹2茶匙全天然花生酱
晚餐	3盎司（约85克）烤三文鱼配薄荷、香菜酸奶；1食份的藜麦，加入辣椒和豆类；1杯清蒸菠菜柠檬果汁；1杯低脂牛奶
小吃	1/2杯切成薄片的水果，淋上2汤匙低脂酸奶或低脂原味或香草酸奶

2. 每日分析

热量	1 593千卡
碳水化合物	216克
纤维	30克
蛋白质	99克
脂肪	45克
胆固醇	203毫克
饱和脂肪酸	11克
钠	2 847毫克

3. 可替换食谱

碳水化合物	17份（8份面包/淀粉，3份水果，2份牛奶，4份蔬菜）
肉类	6份
脂肪	4份

4. 步行计划

新手：每日步行20分钟。资深步行者，每日步行40分钟或更多。

5. 休息一下，让心情平静下来

在你家附近的操场或公园里荡秋千。体会一下清风吹动头发的感觉，这样你还会感到压力重重吗？

第2周第2天

1. 食谱

早餐	1片全麦吐司，涂抹1小匙反式脂肪酸的人造黄油和1小匙果酱；1杯低脂牛奶
小吃	鸡蛋沙拉"三明治"：把1个熟透了的鸡蛋捣成泥，再加上2茶匙低脂蛋黄酱，涂在番茄片上
午餐	火鸡三明治：2片全麦面包，加入2盎司（约57克）火鸡，涂抹1汤匙低脂蛋黄酱或芥末，最后在上面放些菠菜、番茄、洋葱(如果你想放的话)；2/3杯青豆沙拉；8个小胡萝卜
小吃	1个巧克力切片；草药茶
晚餐	3盎司（约85克）炒金枪鱼牛排，加入少许蒜酱；1份大麦，少许绿色蔬菜；1杯低脂牛奶
小吃	1杯浆果，上面放入2汤匙低脂原味或香草味酸奶

2. 每日分析

热量	1 401千卡
碳水化合物	170克
纤维	30克
蛋白质	81克
脂肪	47克
胆固醇	308毫克
饱和脂肪酸	10克
钠	1 900毫克

3. 可替换食谱

碳水化合物	14份（6份面包/淀粉，1份水果，2份牛奶，5份蔬菜）
肉类	6份
脂肪	5份

4. 步行计划

买一个计步器，在每日的日常生活中都随身携带它。挑战自己，增加自己的步行里程数，今天可以尝试多走100步。

5. 休息一下，让心情平静下来

今天工作结束后，关上灯。点起一支香薰蜡烛。在摇曳的烛光中彻底地放松自己。

第2周第3天

1. 食谱

早餐	1份杂粮麦片；1个熟透的鸡蛋
小吃	半杯低脂软干酪；生蔬菜
午餐	豆类和牛肉卷饼：烹饪2盎司（约57克）的瘦牛肉末，把其卷入1个全麦玉米饼中。放入1/4杯豆类、切碎的洋葱、番茄沙司，1/8个鳄梨（如果你喜欢）和2汤匙低脂酸奶油；1个苹果
小吃	1/2杯桃子罐头（不含罐头汁）
晚餐	1/3杯蒜酱菠菜和生蔬菜；2份鸡肉香蒜沙司比萨
小吃	1个巧克力切片 3/4杯低脂牛奶 注意：留下1份比萨，作为第五天的午餐

2. 每日分析

热量	1 484千卡
碳水化合物	189克
纤维	24克
蛋白质	80克
脂肪	50克
胆固醇	322毫克
饱和脂肪酸	15克
钠	1 566毫克

3. 可替换食谱

碳水化合物	15份（8份面包/淀粉，3份水果，1份牛奶，3份蔬菜）
肉类	6份
脂肪	4份

4. 步行计划

开始攀爬。攀爬会比行走多燃烧60%的热量，而且攀爬可以使你的臀部变得更紧致。你所在的地区没有山？那么，把跑步机进行坡度设置，在上面进行锻炼。

5. 休息一下，让心情平静下来

今天开车时，向两个路人微笑。虽然你们之间隔着汽车玻璃和金属车身，你可以和他们进行心灵上的沟通。

第2周第4天

1. 食谱

早餐	鸡蛋三明治：准备1个鸡蛋，任何风格都可以；鸡蛋上涂1盎司（约28克）的低脂奶酪；把涂好的鸡蛋放入2片全麦面包之间，或放入1个全麦英式松饼里
小吃	1个苹果
午餐	1杯低钠蔬菜或鸡肉面条汤；大沙拉：混合1.5杯绿色蔬菜，1/2杯切碎的蔬菜，1/4杯鹰嘴豆罐头，1/4杯芸豆罐头，1/2杯切碎的苹果或葡萄，1/8个鳄梨，再加入一些豆芽，配以2汤匙低脂沙拉酱来调味；1份全麦饼干或1个全麦卷
小吃	6~8盎司（170~227克）低脂原味酸奶或香草味酸奶
晚餐	1个意大利式牛肉汉堡，加2茶匙芥末、1汤匙番茄酱，顶部可以放入生菜、番茄和洋葱(如果你喜欢）；1个全麦卷；2杯拌沙拉，配以2汤匙低脂沙拉酱来调味；1杯低脂牛奶
小吃	1份全谷物玉米片，加入莎莎酱

2. 每日分析

热量	1 567千卡
碳水化合物	194克
纤维	26克
蛋白质	95克
脂肪	53克
胆固醇	367毫克
饱和脂肪酸	17克
钠	3 149毫克

3. 可替换食谱

碳水化合物	18份（7份面包/淀粉，3份水果，2份牛奶，6份蔬菜）
肉类	6份
脂肪	3份

4. 步行计划

给你的双手减负。购买一个腰包，把你的水瓶、手机、钥匙和零用钱都放在包里。现在你的手臂可以自由摆动了。

5. 休息一下，让心情平静下来

今天不要看新闻。事实上，如果你能保持24小时不打开电视，那么就别打开。

第2周第5天

1. 食谱

早餐	1片全麦华夫饼，上面放3/4杯草莓切片和少量低脂原味酸奶或香草味酸奶
小吃	1盎司（约28克）烤腰果
午餐	1片之前剩下的鸡香蒜沙司比萨；2杯拌沙拉，配以2汤匙低脂沙拉酱来调味；6～8盎司（170～227克）低脂原味酸奶或香草味酸奶
小吃	1个橙子
晚餐	3盎司（约85克）烤猪排；1个中等大小的烤土豆，涂上2汤匙的低脂酸奶油；1杯蒸青豆；1/2杯蒸胡萝卜；1杯苹果酱
小吃	2个巧克力切片；草药茶

2. 每日分析

热量	1506千卡
碳水化合物	216克
纤维	25克
蛋白质	63克
脂肪	50克
胆固醇	125毫克
饱和脂肪酸	13克
钠	925毫克

3. 可替换食谱

碳水化合物	17份（7份面包/淀粉，5份水果，1份牛奶，4份蔬菜）
肉类	4份
脂肪	5份

4. 步行计划

步行时，注意减少冲击力。不要在水泥路面上行走，而是选择在沥青或者焦油沥青铺成的路面上行走，这样的路面踩上去更软。

如果道路边缘倾斜，那么每隔几天就改变一下行走的方向，以避免不平整的路面可能带给你的不良影响。

5. 休息一下，让心情平静下来

今天晚上，不妨走到室外，找个地方，在那里，你可以毫无遮拦地看到一大片天空。

第2周第6天

1. 食谱

早餐	1杯爱尔兰燕麦片，加入1汤匙磨碎的亚麻籽、1汤匙碎核桃；1茶匙蜂蜜或红糖
小吃	3杯空气爆米花
午餐	健康辣味玉米片：在全麦玉米薄饼中放入1/2杯豆类罐头(腰果，黑豆，红豆，或杂色豆)，上面再放些切碎的番茄和洋葱，1盎司（约28克）磨碎的低脂奶酪（切达干酪）；将奶酪烤一下或放入微波炉中，直到融化；放入莎莎酱，1/8个鳄梨，少量的低脂酸奶油
小吃	一个香蕉
晚餐	1份新式美国炸鸡；1份烤箱烤出来的辣薯条；2杯含有绿色叶子的蔬菜沙拉，配以2汤匙低脂沙拉酱来调味；1杯低脂牛奶
小吃	1～2杯低脂冻甜点

2. 每日分析

热量	1 549千卡
碳水化合物	209克
纤维	27克
蛋白质	71克
脂肪	53克
胆固醇	135毫克
饱和脂肪酸	14克
钠	1 356毫克

3. 可替换食谱

碳水化合物	15份（9份面包/淀粉，2份水果，1份牛奶，3份蔬菜）
肉类	4份
脂肪	5份

4. 步行计划

缓慢起步。起步前先热身。全身放松，大步走5分钟，这样在同样的时间里会比平日走的路程多一些。

度过这心情愉悦、头脑清明的5分钟后，明天你将还想像这样再走5分钟。

5. 休息一下，让心情平静下来

小睡20分钟。不要感到内疚，放松。

第2周第7天

1. 食谱

早餐	1杯浆果奶昔，加入1汤匙磨碎的亚麻籽
小吃	2大块米糕，涂上2茶匙的天然杏仁黄油
午餐	1份红豆味噌酱或1杯烤豆；2杯菠菜沙拉，加入1盎司（约28克）羊乳酪碎片和2汤匙低脂沙拉酱
小吃	1个梨
晚餐	1份烤剑鱼，加入药草调料；1个中等大小的烤甘薯，上面涂1茶匙不含反式脂肪酸的人造黄油；1/2杯蒸花椰菜；1盘大沙拉，放入1汤匙葵花籽和1汤匙低脂沙拉酱；1杯低脂牛奶
小吃	3杯空气爆米花

2. 每日分析

热量	1 565千卡
碳水化合物	216克
纤维	34克
蛋白质	79克
脂肪	48克
胆固醇	97毫克
饱和脂肪酸	10克
钠	1 515毫克

3. 可替换食谱

碳水化合物	17份（7份面包/淀粉，3份水果，2份牛奶，5份蔬菜）
肉类	4份
脂肪	4份

4. 步行计划

来自书面的鼓励。在不同的纸张上，随意写下五个你通过步行正在变得健康的理由。当你缺乏坚持下去的动力的时候，拿出一张纸，读一读上面的理由。

5. 休息一下，让心情平静下来

如果焦虑让你辗转反侧、难以入眠，在床边放置一个有盖子的盘子或盒子。今晚入睡前，象征性地把你的焦虑放在容器里，留到明天解决。

第3周第1天

1. 食谱

早餐	1个蓝莓酸奶松饼；1杯低脂牛奶
小吃	5/4杯西瓜切丁
午餐	1杯低钠蔬菜汤；金枪鱼三明治：1/2杯金枪鱼；1个全麦卷，上面2茶匙低脂蛋黄酱；低脂肪酱拌生蔬菜
小吃	1盎司（约28克）全麦玉米饼片，加些莎莎酱调味
晚餐	1份炖托斯卡纳豆；大沙拉，配以2汤匙低脂酱调味
小吃	6盎司（约170克）低脂原味或香草味酸奶，配以1/2杯蓝莓

2. 每日分析

热量	1 555千卡
碳水化合物	243克
纤维	33克
蛋白质	86克
脂肪	36克
胆固醇	93毫克
饱和脂肪酸	8克
钠	2 852毫克

3. 可替换食谱

碳水化合物	18份（8份面包/淀粉，2份个水果，2份牛奶，6份蔬菜）
肉类	5份
脂肪	3份

4. 步行计划

第3周的步行目标：新手：每日步行25分钟。资深步行者：每日步行50分钟或更多。

5. 休息一下，让心情平静下来

拿出一个晚上的时间去做慈善志愿者。这样的活动会提醒你帮助他人会给你带来好运气。

251

第3周第2天

1. 食谱

早餐	1份浆果冰奶昔，加入1汤匙磨碎的亚麻籽
小吃	1个蓝莓酸奶松饼
午餐	坚果奶油夹心三明治：1汤匙纯天然花生酱或其他果仁酱，在2片全麦面包上涂半汤匙糖蜜（或1/2汤匙果酱）；胡萝卜和芹菜棒
小吃	1个香蕉
晚餐	1份猪排与苹果汁，核桃和西梅；1个中等大小的烤土豆，2汤匙低脂酸奶；1杯蒸青豆；用1汤匙低脂酱、1/2杯低脂冷冻甜食拌成的沙拉
小吃	半杯带壳毛豆或1盎司（约28克）大豆坚果

2. 每日分析

热量	1 571千卡
碳水化合物	253克
纤维	35克
蛋白质	58克
脂肪	45克
胆固醇	86毫克
饱和脂肪酸	10克
钠	1 280毫克

3. 可替换食谱

碳水化合物	18份（8份面包/淀粉，2份水果，2份牛奶，6份蔬菜）
肉类	4份
脂肪	4份

4. 步行计划

增强骨质，燃烧更多的脂肪；在路缘石上跳上、跳下，在人行道、土地或草地上进行曲线行走；负重登山。

5. 休息一下，让心情平静下来

如果室内寒冷，那么就到温暖的室外进行一次野餐。（把格子桌布铺在客厅或家庭活动室的地板上！）按照你的喜好，你可以为简单的野餐准备得丰盛一些。

第3周第3天

1.食谱

早餐	1份高纤维谷物，洒上2汤匙磨碎的亚麻籽；1杯低脂牛奶
小吃	3小块姜饼
午餐	1杯低钠蛤或鱼杂，加入1%的牛奶，制成浓汤；1份全麦饼干；1个李子
小吃	半杯低脂奶酪，1份切好的水果
晚餐	1份鸡肉和蘑菇意粉煲；1杯胡萝卜蒸沙拉，放入1汤匙切碎的杏仁和1汤匙低脂酱；半杯低脂冷冻甜食
小吃	半杯的苹果酱，撒上些肉桂粉

2.每日分析

热量	1 465千卡
碳水化合物	240克
纤维	34克
蛋白质	69克
脂肪	32克
胆固醇	77毫克
饱和脂肪酸	11克
钠	2 979毫克

3.可替换食谱

碳水化合物	16份（6份面包/淀粉，3份水果，4份牛奶，3份蔬菜）
肉类	5份
脂肪	3份

4.步行计划

加快脚步。从每小时步行3英里(约4.8千米)，提高到每小4英里（约6.4千米），会多燃烧50%的热量。为了达到这个目标，首先要做的是：每隔2分钟快速走30秒。

5.休息一下，让心情平静下来

每次付清你的账单时，点燃一支熏香。

253

第3周第4天

1. 食谱

早餐	1份全麦华夫饼，淋上3/4杯切片草莓和少量低脂肪的原味酸奶或香草味酸奶
小吃	1个米饼，加1茶匙杏仁奶油
午餐	比萨英式松饼：一个全麦英式松饼，上面加3汤匙番茄酱，然后再放入2盎司（约57克）部分脱脂的意大利干酪、洋葱末、蒜、辣椒和蘑菇，撒上牛至、罗勒、辣椒片，烤到奶酪融化为止；拌沙拉，加入1汤匙低脂酱
小吃	1个芒果
晚餐	1份加入火腿肠的乡村风格马铃薯绿豆汤；厨师沙拉：把1盎司（约28克）火鸡切片，1盎司（约28克）烤牛肉切片，1/2杯黑豆混合在一起，放入生菜，番茄，辣椒，芹菜，胡萝卜和洋葱。搭配2汤匙低脂酱调味；1杯低脂牛奶
小吃	1片葡萄干吐司，涂上1茶匙的人造黄油，撒些糖和肉桂粉

2. 每日分析

热量	1 533千卡
碳水化合物	214克
纤维	36克
蛋白质	82克
脂肪	45克
胆固醇	118毫克
饱和脂肪酸	15克
钠	2 188毫克

3. 可替换食谱

碳水化合物	18份（8份面包/淀粉，3份水果，1份牛奶，6份蔬菜）
肉类	5份
脂肪	4份

4. 步行计划

在沙滩上锻炼。走在沙滩上，可以是海边的沙滩，或者是沙滩排球场。这会多燃烧20%～50%的热量，并唤醒你永远不知道有多强壮的腿部肌肉。

5. 休息一下，让心情平静下来

给自己买一个蚀刻素描，每日为自己画一幅素描，进行艺术挑战。

第3周第5天

1. 食谱

早餐	豆卷饼：1张全麦玉米饼，上面放1/4杯豆类，2汤匙莎莎酱，0.5盎司（约14克）低脂奶酪（切达奶酪），喝少量的低脂酸奶
小吃	1个香蕉
午餐	1份加入火腿肠的乡村风格马铃薯绿豆汤；1份全麦饼干，0.5盎司（约14克）低脂奶酪（切达奶酪）
小吃	1盎司（约28克）腰果
晚餐	鳎目鱼加炒青菜；1杯糙米；1/4杯低脂原味或香草味酸奶，1/2杯桃罐头（不含糖汁）
小吃	3杯空气爆米花撒上辣椒粉

2. 每日分析

热量	1 546千卡
碳水化合物	219克
纤维	30克
蛋白质	76克
脂肪	44克
胆固醇	124毫克
饱和脂肪酸	15克
钠	1 913毫克

3. 可替换食谱

碳水化合物	15份（8份面包/淀粉，3份水果，1份牛奶，3份蔬菜）
肉类	7份
脂肪	3份

4. 步行计划

在月光下漫步，度过一个美妙的夜晚。穿上可以反光的衣服，拿上手电筒，约好一个朋友，出发去深夜漫步。享受夜晚的声音和星星，一定要在人行道上行走，以保证漫步的安全。

5. 休息一下，让心情平静下来

仔细整理你的车内物品。整理车内抽屉。把混乱的物品摆放整齐可以令人心情平静。

第3周第6天

1. 食谱

早餐	1/2个柚子；1份芦笋和山羊奶酪煎蛋卷；1片全麦吐司，涂1小茶匙果酱
午餐	1杯低钠菜豆汤；烤牛肉三明治：2片全麦面包，加入2盎司（约57克）火鸡，涂抹1汤匙低脂蛋黄酱，最后在上面放些菠菜、番茄和洋葱
小吃	1份新鲜的水果或其他含80卡（约335千焦）的零食
晚餐	1份撒上干酪的茄子；1杯麦片粥或全麦意大利面拌沙拉，加入1汤匙低脂沙拉酱来调味；1杯低脂牛奶
小吃	5/4杯西瓜切丁

2. 每日分析

热量	1 540千卡
碳水化合物	182克
纤维	27克
蛋白质	80克
脂肪	59克
胆固醇	534毫克
饱和脂肪酸	21克
钠	3 580毫克

3. 可替换食谱

碳水化合物	14份（7份面包/淀粉，3份水果，1份牛奶，3份蔬菜）
肉类	5份
脂肪	5份

4. 步行计划

提高速度！今天，只步行平时时间的一半（新手步行13分钟，资深步行者步行25分钟），但要以比平时更快的速度行走。

5. 休息一下，让心情平静下来

参观当地的一个博物馆。如果你觉得参观博物馆不是你的风格，好好想想，行走在美丽的艺术品中可以让人恢复活力。

第3周第7天

1. 食谱

早餐	1个任意做法的鸡蛋；1片全麦吐司；用2茶匙的橄榄油自制1/2杯炸薯条，加入切碎的大蒜和洋葱调味
午餐	金枪鱼沙拉：将1汤匙低脂蛋黄酱、2汤匙切块芹菜和胡萝卜切碎，加入1/2杯金枪鱼中，做好后放到绿色蔬菜上面；半块全麦的皮塔饼；1杯水果沙拉；1杯低脂牛奶
小吃	3块方形的全麦饼干
晚餐	2盎司（约57克）烤鸡；1份印度调味土豆和菠菜拌沙拉，加入1汤匙低脂沙拉酱来调味；1杯低脂牛奶
小吃	2杯草莓–西瓜雪泥

2. 每日分析

热量	1 445千卡
碳水化合物	202克
纤维	31克
蛋白质	85克
脂肪	37克
胆固醇	302毫克
饱和脂肪酸	9克
钠	2 103毫克

3. 可替换食谱

碳水化合物	18份（6份面包/淀粉，4份水果，2份牛奶，6份蔬菜）
肉类	4份
脂肪	4份

4. 步行计划

带上你的随身听。快节奏的音乐可以让你昂首阔步，走得更快、更远。

5. 休息一下，让心情平静下来

与你的子女或孙子女一起画彩色的画。没有彩色的笔？为自己买一盒彩色蜡笔和着色书籍吧。

第4周第1天

1. 食谱

早餐	1杯煮熟的麦片，加入1汤匙核桃，1汤匙磨碎的亚麻籽，和2茶匙蜜糖或果酱
小吃	6~8盎司（170~227克）低脂原味酸奶或香草味酸奶
午餐	在绿色蔬菜上放2盎司（约57克）烤三文鱼，加1汤匙低脂酱来调味；1个全麦卷或者1份饼干；1个苹果
小吃	1个橙子
晚餐	1杯全麦面条或1杯糙米，然后吃1份加入少许椰汁的香辣肉丸；1杯蒸熟的西蓝花和黄色的南瓜
小吃	1杯1%的牛奶；3小块姜饼

2. 每日分析

热量	1 488千卡
碳水化合物	209克
纤维	26克
蛋白质	80克
脂肪	41克
胆固醇	165毫克
饱和脂肪酸	15克
钠	1 104毫克

3. 可替换食谱

碳水化合物	17份（7份面包/淀粉，4份水果，2份牛奶，4份蔬菜）
肉类	5份
脂肪	3份

4. 步行计划

第四周的步行目标：新手：每日步行30分钟。经验丰富的步行者：每日60分钟以上。

5. 休息一下，让心情平静下来

今天试着这样冥想："取得进步，而不是完美。"要成为一个完美主义者，就会习惯性地感到不满。

第4周第2天

1. 食谱

早餐	早餐奶昔：把1杯低脂牛奶或原味酸奶，1个小香蕉，1汤匙磨碎的亚麻籽，和1/2杯冷冻浆果搅拌到一起，直到搅匀为止
小吃	1块米饼，上面涂1茶匙纯天然果仁酱
午餐	1杯低钠豌豆汤，半份全麦饼干；大沙拉，将1个熟透的鸡蛋切片，放入沙拉中，再放2汤匙低脂酱调味；1杯低脂牛奶
小吃	1个梨
晚餐	1份虾和蟹饼菠菜沙拉，加1汤匙低脂酱调味；1/2杯凉拌卷心菜，加低脂蛋黄酱调味；1片全麦面包
小吃	1/2杯低脂冷冻甜食

2. 每日分析

热量	1 578千卡
碳水化合物	222克
纤维	30克
蛋白质	79克
脂肪	48克
胆固醇	372毫克
饱和脂肪酸	11克
钠	2 801毫克

3. 可替换食谱

碳水化合物	18份（7份面包/淀粉，4份水果，2份牛奶，5份蔬菜）
肉类	4份
脂肪	4份

4. 步行计划

负重行走。手上拿着重物步行容易扭伤肩膀。有一个燃烧更多的热量的好办法：购买一个负重背心，在步行时穿上它，它会平均分配重量。

5.休息一下，让心情平静下来

今天，找到一个适合当前季节的娱乐方式。如果现在是夏季，跑着穿过你的洒水器。如果现在是秋天，堆起一堆树叶，在树叶堆中跳跃。如果现在是冬季，堆一个小雪人，放在房子前门的台阶处。现在你知道该怎么做了。

第4周第3天

1. 食谱

早餐	1份杂粮谷物；1杯低脂牛奶
小吃	半杯切成薄片的菠萝
午餐	特制烤土豆：烤一个大土豆，挖出一部分土豆瓤。炒制1盎司（约28克）鸡肉和1/2杯蔬菜（洋葱，西蓝花，香菇），准备1盎司（约28克）奶酪或1/2杯干酪，2汤匙莎莎酱或低脂酸奶油。把这些搅拌好后，用勺子装入挖空的土豆中
小吃	3/4杯香辣烤鹰嘴豆
晚餐	1份墨西哥烤宽面条沙拉，加1汤匙低脂酱调味；1杯水果沙拉，淋上1汤匙切碎的杏仁和2汤匙低脂原味或香草味酸奶
小吃	3杯空气爆米花

2. 每日分析

热量	1 463千卡
碳水化合物	227克
纤维	33克
蛋白质	72克
脂肪	35克
胆固醇	105毫克
饱和脂肪酸	12克
钠	1 340毫克

3. 可替换食谱

碳水化合物	17份（9份面包/淀粉，3份水果，1份牛奶，4份蔬菜）
肉类	5份
脂肪	4份

4. 步行计划

故意淋湿自己。在雨天，一件好的雨衣会让你走在雨中而不被淋湿，你再也不需要用恶劣的天气当借口而不运动了！

5. 休息一下，让心情平静下来

去放风筝。真正的放风筝。

第4周第4天

1. 食谱

早餐	豆卷饼：在一张全麦玉米饼上，放入1/2杯豆类和2汤匙莎莎酱。炒香2个蛋清，放入葱，辣椒和蘑菇；炒好后放在玉米饼上。折叠玉米饼；上面放2汤匙低脂原味酸奶或低脂酸奶油。
午餐	火鸡三明治：在2片黑麦面包上面放2盎司（约57克）火鸡，涂2茶匙芥末或低脂蛋黄酱，并配上生菜，番茄，洋葱（如果需要的话）
小吃	1.5杯青豆或其他含80千卡（约335千焦）热量的零食
晚餐	2/3杯糙米肉饭，1份铁板烤牛肉；1份由鳄梨、葡萄柚、木瓜做成的沙拉
小吃	6～8盎司（170～227克）低脂原味酸奶或香草味酸奶

2. 每日分析

热量	1 464千卡
碳水化合物	203克
纤维	49克
蛋白质	88克
脂肪	40克
胆固醇	89毫克
饱和脂肪酸	9克
钠	1 731毫克

3. 可替换食谱

碳水化合物	16份（8份面包/淀粉，1份水果，1份牛奶，6份蔬菜）
肉类	5份
脂肪	4份

4. 步行计划

通过呼吸排出压力。热身时，注意用鼻子吸气，用空气填充腹部和胸腔，然后，用嘴呼出这些空气。

5. 休息一下，让心情平静下来

变得幽默是放松心情的一个很好的方式。当你在商店的收银台前排队等待结账的时候，思考一个俏皮的问题："如果人们会读心术会怎样？"或者"如果男人可以生孩子的话会怎样？"

第4周第5天

1. 食谱

早餐	1片全麦面包，涂1茶匙纯天然腰果黄油和1茶匙蜂蜜；6~8盎司（170~227克）低脂原味酸奶或香草味酸奶
小吃	半杯香辣烤鹰嘴豆
午餐	拌沙拉，加1/2汤匙低脂酱调味
小吃	3个中等大小的新鲜杏子或其他含80千卡（约335千焦）热量的零食
晚餐	韦拉克鲁斯罗非鱼；1个中等大小的土豆；1分芥末球芽甘蓝；1杯低脂牛奶
小吃	1小片蛋糕，上面放半杯草莓，加2汤匙低脂原味或香草味酸奶

2. 每日分析

热量	1 564千卡
碳水化合物	215克
纤维	28克
蛋白质	88克
脂肪	45克
胆固醇	117毫克
饱和脂肪酸	12克
钠	2 698毫克

3. 可替换食谱

碳水化合物	16份（7份面包/淀粉，2份水果，2份牛奶，5份蔬菜）
肉类	5份
脂肪	3份

4. 步行计划

小腿不再疼痛。当你试图走得更快时，小腿疼痛是一个常见的问题。事实上，只要你用脚跟走30秒，就可以避免这样的疼痛。在步行时，活动你的脚踝，用脚尖指向天空。每日做三次，每周有两到三天这样做，你的小腿就不会再疼了。

5. 休息一下，让心情平静下来

在你的电脑上贴一张照片，照片上的地方是你一直想去的。每日看几次这张照片，进行精神之旅。

第4周第6天

1. 食谱

早餐	鸡蛋三明治：1个全麦英式松饼，上面放一个任意烹饪方式的鸡蛋，1片瘦火腿或加拿大熏肉
小吃	半个葡萄柚
午餐	2.5杯蔬菜：用1茶匙橄榄油炒1.5杯花椰菜、胡萝卜、洋葱、茄子和蘑菇炒好后，倒入1杯全麦通心粉中；再洒上2茶匙的奶酪
小吃	半份饼干，加1/4杯奶酪和番茄片
晚餐	一份佛罗伦萨比目鱼烤红薯，加2茶匙不含反式脂肪酸的人造奶油或酸奶油；半杯烤胡萝卜或蒸胡萝卜；1杯低脂牛奶
小吃	半杯低脂布丁

2. 每日分析

热量	1 546千卡
碳水化合物	218克
纤维	31克
蛋白质	84克
脂肪	41克
胆固醇	322毫克
饱和脂肪酸	13克
钠	2 044毫克

3. 可替换食谱

碳水化合物	15份（8份面包/淀粉，1份水果，2份牛奶，4份蔬菜）
肉类	6份
脂肪	4份

4. 步行计划

步行华尔兹。改变你步行的节奏，增加活力。步行时，用华尔兹的三步节奏来代替原来的两步节奏。默默地哼唱：我可以的，我要坚持下去。

5. 休息一下，让心情平静下来

去便利店买张明信片，会有一个人需要这样的明信片。在明信片上写下一段简短但充满爱意的信息，并把它邮寄出去——今天就邮。

第4周第7天

1. 食谱

早餐	一份熏火鸡；一个鸡蛋，任意烹饪方式的都可以；1片全麦吐司
午餐	1份圣达菲塞三明治；1份加芝麻的菠菜−甜橙沙拉
小吃	0.5盎司（约14克）开心果
晚餐	1分脆皮烤鸡；2份烤蔬菜；1杯低脂牛奶
小吃	6盎司（约170克）低脂原味或香草味酸奶草莓，1/2杯草莓片

2. 每日分析

热量	1 541千卡
碳水化合物	189克
纤维	38克
蛋白质	111克
脂肪	42克
胆固醇	408毫克
饱和脂肪酸	11克
钠	2 492毫克

3. 可替换食谱

碳水化合物	18份（4份面包/淀粉，2份水果，2份牛奶，10份蔬菜）
肉类	7份
脂肪	3份

4. 步行计划

迈出你的双脚去做善事，锻炼身体的同时也帮助他人。报名参加一个慈善步行活动，这一活动有助于坚持你的计划，而且带给你一种帮助他人的成就感。

5. 休息一下，让心情平静下来

背诵一首你一直特别喜欢的诗。

264

第七部分

特殊血糖类疾病的
解决办法

┤第二十章├

代谢综合征
——患病概率是1：4

如果有一种疾病会严重影响你的健康状况，如心脏病、脑卒中（中风）、不孕症、糖尿病，甚至是阿尔茨海默病或癌症，你该怎么办？如果你可以立即擦拭掉运动鞋上的灰尘，如果你能选择吃新鲜的苹果而不是吃买来的苹果派，那么，这么做的结果如何呢？

代谢综合征——你的家庭医生从来没有跟你提过

疾病是真实存在的。据美国疾病控制和预防中心统计，代谢综合征（由于运动过少、腹部脂肪过多所导致的血糖失衡、胰岛素水平过高）目前已经对至少5 100万美国的成年人和儿童造成影响。但患有代谢综合征的人可能会更多，成年人高达1.4亿，儿童高达1 000万。事实上，几乎每一个超重的成年人和儿童都有代谢综合征。代谢综合征是由于体内脂肪过多、缺乏运动导致的（压力和睡眠不足会使情况变得更糟）。由于美国人变得越来越胖，而且越来越不喜欢运动，预计患代谢综合征的人的比例将上升。医学博士丹尼尔·艾因霍恩说："这种情况会导致我们所面临的是最致命的、最昂贵的疾病。基因要负一定的责任，但90％的原因是身体过胖，缺乏足够的锻炼。"丹尼尔是克里斯普斯惠蒂尔糖尿病研究所的医疗主任，该研究所位于加利福尼亚州的拉荷亚。

虽然专家把代谢综合征称之为21世纪最大的健康危机之一，但是我们很少从我们的家庭医生那里听到代谢综合征这个词。然而，它确实存在。

这种疾病就像是一个正在倒计时的定时炸弹。我们极其忙碌，常吃零食，没有时间进行锻炼，每日坐在电脑屏幕前，最终会引爆这一炸弹。波士顿乔斯林糖尿病研究中心主任、代谢综合征研究者、医学博士罗纳多·肯恩说："导致这种对健康有害的代谢综合征可能需要15～20年的时间。"在过去，代谢综合征属于老年病。但现在，患病年龄提前了，可能开始于15岁、20岁或30岁，甚至在青春期前的孩子也可能患这种病。这种疾病对风华正茂的人们的健康产生了巨大的、广泛的影响。

不为人知，还是尽人皆知

人们对代谢综合征持缄默的态度，这是很危险的。代谢综合征不会有明显的症状，人们也感觉不到自己患有此症，除非你的心血管出了问题（心脏科医生是最先意识到代谢综合征严重性的医生之一），或者你患有不孕不育之症，或者你拥有一个特别机敏的家庭医生，否则你可能不会从医生那里了解到这种疾病。

首先是因为，目前没有单独检测代谢综合征的抽血检验，而且此症也没什么明显症状。你只能把一系列的早期预警迹象拼凑在一起，例如，你最喜欢的牛仔裤的裤腰变紧了，血压有轻微的升高，高密度脂蛋白胆固醇数值的轻微升高，这些可能是你患有代谢综合征的迹象。

其次，目前并没有治疗代谢综合征的药物。医药研究人员正在努力研究几种有奇效的药物，像罗格列酮和二甲双胍这样的治疗糖尿病的药物，他们可以在疾病的早期抑制胰岛素水平，这样可以阻止或至少可以显著减少许多重大疾病的风险。但是现在，由于没有可以用来兜售的药物，制药公司似乎不愿意花费数百万美元来推动对代谢综合征的"健康意识宣传"，来提高公众对高胆固醇、哮喘和关节炎的认识。

另一个原因在于，大部分医生对代谢综合征还处于摸索的阶段。胰岛素抵抗（代谢综合征的核心问题）在2002年才出现医学诊断代码，以供医生填写保单。"即使有了诊断代码，目前也没有保险公司愿意受理的治疗手段。大部分保险公司并不受理减少体重或进行运动这样的保单。"位于加利福尼亚州塔善那的美国代谢研究所的医学主任耶胡达说道。

代谢综合征被发现的时间不长，专家们对于如何称呼这一病症还没有达成一致。没人对现有的四个名字感到满意：代谢综合征、代谢紊乱综合征、胰岛素抵抗综合征，X综合征。

目前，检测代谢综合征需要寻找合适的线索。"重要的是，你或你的医生已经有了你所需要的信息——你的腰围、健康史、家族史、血脂检测结果和血压检测结果，以确定你是否患有代谢综合征。"艾因霍恩博士说道。但你可能要和你的医生一起来确定这个结果。

从每一个单独的指标来看，早期预警似乎不那么重要，好像那是以后你不太忙的时候才需要担心的问题，也许你希望这些问题会自行消失。但为什么现在你就应该注意？艾因霍恩博士说："如果你有上述提到的危险指标，你已经在患病的危险边缘上了。你的胰岛素水平已经很高了，已经造成了危害。"

有治疗的方法吗？有，而且还是一个自己动手的方法。 到目前为止，唯一的能够证明帮助大家克服代谢综合征的方法是减肥和有规律的运动。减轻压力和良好的睡眠也能有所帮助。

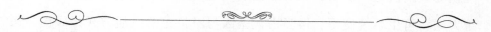

专题 你患有代谢综合征吗

目前没有专门针对代谢综合征的检验。取而代之的是，专家们寻找出一种看起来具有严重健康问题的模式，当把这些问题像拼七巧板这样的智力拼图拼凑到一起的时候，就会发现这种疾病正在悄悄地起作用。

"下面这些是一些琐碎的迹象，拼凑在一起会显示出问题所在。"研究者玛丽·皮埃尔说。她是位于伯明翰的阿拉巴马大学生理学与代谢学部门的博士、副教授。首先从测量你的腰围开始。如果你的腰围很粗，去看医生或者去进行一下血压筛查来检查一下你的血压。

如果检查的结果表明你的血压有轻微升高，那么继续检测一下你的胆固醇和甘油三酯。如果你有三个或更多的这种"小的"健康问题，那么你很有可能患有代谢综合征。

● 女性腰围超过35英寸（约0.9米），男性腰围超过40英寸（约1米）
● 血压为17/11千帕或者更高
● 甘油三酯水平为150毫克/分升或更高
● 高密度脂蛋白含量——女性低于50毫克/分升，男性低于40毫克/分升
● 空腹血糖水平为100毫克/分升或更高

美国心脏协会在2005年下半年公布，由于遗传的原因（因为你的父母、兄弟姐妹、阿姨、姑姑、舅舅、叔叔患有糖尿病或是亚裔)，有些人患有代谢综合征的风险会高于常人。上述人群中女性的风险腰围为31～35英寸（0.79～0.89米），男性的风险腰围为35～37英寸（0.89～0.94米）。

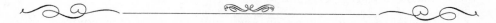

当聪明的基因运行得过好的时候

在史前时期，胰岛素抵抗可能是在饥荒时使人存活的有效方法。通过胰岛素抵抗这一诀窍，阻止血糖被饥饿的肌肉细胞吸收太快，而是留给大脑和再生系统使用。但当古代基因与21世纪的生活方式相碰撞，诀窍就变成了一个杀手。

通常情况下，微量的胰岛素足以促使肌肉和肝细胞吸收糖分——它们在饭后的首选燃料。胰岛素激活细胞表面的受体，发出一个信号："嗨，晚餐在这里！快来吃啊！"细胞就会派出装载卡车去表面装载葡萄糖转运蛋白。

但是如果你体重超重，不喜欢运动，正如现在2/3的美国人一样，会受到肥胖的影响。"脂肪是罪魁祸首。"医学博士索尼娅·迪卡普里奥说，她是耶鲁大学医学院儿科和内分泌科的副教授。"当你变得肥胖，甚至在儿童时期，被称为巨噬细胞的免疫战士会环绕在脂肪组织上，并向血液中释放抑制原发炎性化合物，如白细胞介素6和C反应蛋白。这些会干扰肌肉和肝细胞中的胰岛素受体，使受体不能发出正确的信号。"

结果： 胰岛素受体受阻，细胞无法吸收葡萄糖，血糖水平上升。在绝望中（因为肌肉和肝细胞需要糖），胰岛细胞在胰腺中生成更多的胰岛素，迫使饥饿细胞去吸收糖分。"这确实起作用，"艾因霍恩博士说，"大量的胰岛素促使细胞吸收糖分。事实上，它工作得很好，几十年来，你的血糖水平能保持正常，或仅略有升高。"但是，多年来昼夜不停地工作，会使看不见、摸不着的胰岛素水平处于危险之中。

整天坐着不动会使事情变得更糟。"身体活动可以使肌肉收缩，会促使细胞不受胰岛素水平和胰岛素抵抗的限制吸收血糖，"迪卡普里奥说，"如果你不运动，你就更依赖胰岛素和胰岛素受体促使细胞吸收糖分。"

久坐不动而又充满了压力和熬夜的生活更糟。哈佛大学和杜克大学的最新研究表明，缺乏睡眠和高度焦虑会增加压力激素水平，从而加剧代谢综合征。

吸烟也会提高风险。在一项对3 649人进行的新的研究表明，那些每日吸烟20支的人患有代谢综合征的风险提高了17%，那些每日吸一包半香烟的人患有代谢综合征的风险提高了66%。

有效的解决方案：6种方法来预防或逆转代谢综合征

艾因霍恩博士认为，避免或治疗代谢综合征的最佳处方不是药物，而是一种健康的生活方式。下面是具体方案：

1. 减掉多少千克体重

仅仅减掉5%～7%的体重就足以提高胰岛素的敏感性。如果你现在的体重是175磅（约79千克），你只需减掉9～12磅（4～5千克）就可以了。

2. 吃碳水化合物更有效

在最近的一次研究中，接受胰岛素抵抗实验的志愿者瘦了15磅（约6.8千克），但只有那些饮食健康的志愿者受胰岛素抵抗的影响较少。他们只食用血糖生成指数低的水果、蔬菜和谷物。这一研究根据这些食物对血糖水平的影响来设定饮食。血糖指数低的食品如豆类、全谷类、蔬菜和大多数水果，消化缓慢、稳步把糖分释放到血液中。血糖指数高的食品，如蛋糕和甜饮料，会迅速提高血糖和胰岛素水平。

3. 吃鱼和核桃

鲑鱼、沙丁鱼、白色长鳍金枪鱼和其他冷水鱼(还有核桃和亚麻籽油)中的Ω−3脂肪酸可以在降低低密度脂蛋白和甘油三酯的同时提高高密度脂蛋白，可以保护你远离代谢综合征导致的心血管疾病。

4. 在周围散散步

运动的好处远远不止减肥而已。运动可以促使细胞吸收血糖，从而迅速降低血糖和胰岛素水平。每日只要散步20分钟就会有效果。"运动总比不运动好。"艾因霍恩博士说。

5. 增加力量训练

在当地的健身房参加一门课程或买个哑铃或阻力带。力量训练会通过增加运送血糖的受体数量，让细胞更容易受胰岛素控制。

6.戒烟

通过提高胰岛素抵抗。吸烟会增加患心脏病、糖尿病、癌症甚至更严重的疾病的风险。

| 第二十一章 |

糖尿病前期
——不仅仅是"吃了一点糖"而已

不要低估糖尿病前期。这种"甜蜜陷阱"确实是个血糖问题。

如果你的血糖高于正常值，但又低于完全患上2型糖尿病的诊断值，那么你已经患有糖尿病前期了。血糖水平位于这个灰色地带，看上去似乎没什么大不了，你不能看到或感觉到多余的糖分，并希望它很容易就自动消失。一直以来，似乎没有人对糖尿病前期担心太多。医生把糖尿病前期淡化成"正常高值血糖"或"临界糖尿病"而血糖处于这种灰色地带的人常常耸耸肩，"只是一点糖而已。"

为什么你应该注意糖尿病前期？代谢故障会引发糖尿病前期，在这一阶段不仅仅是胰岛素抵抗和代谢综合征的问题，而且最终可能会导致完全的糖尿病。胰岛素抵抗只是让你的细胞忽略胰岛素吸收血糖的信号（促使你的身体分泌更多的胰岛素）。在糖尿病前期中，出现了第二个问题：你的身体再不能分泌足够的胰岛素来促使细胞吸收血糖。

糖尿病前期是可以治愈的。但美国糖尿病协会警告说，如果忽略糖尿病前期，十年内发展为完全患上糖尿病的概率几乎是100%。发人深省的新研究显示，糖尿病前期还会向血液中倾倒足够多余的葡萄糖，这会损伤血管和神经，并促成可怕的糖尿病并发症，包括失明、肾功能衰竭、感染和截肢，并将你置于致命的心脏病和脑卒中（中风）的极度危险之中。

"当大多数人被诊断为2型糖尿病时，他们通常已经患有10~15年的糖尿病前期，还有另外5~10年未确诊的糖尿病阶段。"南加州大学临床糖尿病项目的主任、医学博士安妮·彼得斯说道，"到那时，病情会导致越来越高的血糖水平和更严重的并发症。这就是为什么在早期就诊断出糖尿病前期是如此的重要。"

好消息是，如果你患有糖尿病前期，你有60%的概率可以降低从糖尿病前期进展到完全患上糖尿病的风险，并保护你的神经、血管和器官免受高血糖的攻击。

在糖尿病预防中心的研究中，有3 234名患有糖尿病前期的美国患者参与了研究，那些减掉了7%的体重，如果你现在的体重是150磅（约68千克），大约减掉10磅（约4.5千克），每周5天，每天都锻炼半个小时，并遵循高纤维、低饱和脂肪酸饮食的人们显著降低了患糖尿病的风险，这一研究具有里程碑意义。事实上，研究人员发现，这个简单的解决方案——健康饮食，比服用治疗糖尿病的药物二甲双胍能更有效地阻止糖尿病前期的发展。

来自波士顿乔斯林糖尿病中心的临床研究总监、乔斯林首席研究员、医学博士爱德华·霍顿说："如果一个人每一年可以避免患糖尿病的折磨，这意味着他多活了一年，并且这一年当中他是远离痛苦，远离身体患有残疾的危险，并且不需要支付高额的糖尿病治疗费用。"

从腹部脂肪到胰岛 β 细胞

疾病控制和预防中心估计，大约有4 100万美国人可能患有糖尿病前期，数量是2001年患病人数的两倍。

如果你进行空腹血糖测试(在提取血液样本之前8～12小时内不吃东西)，每分升血液里的葡萄糖含量处于100～125毫克或进行葡萄糖耐量试验，每分升血液里的葡萄糖含量处于140～199毫克，那么你已经患有糖尿病前期。有一种更为详细的检查，这种检查被认为能够更加准确地检测出糖尿病前期。首先要禁食，然后饮用富含葡萄糖的饮料，2小时后进行抽血采样，这有助于你的主治医生检查你的身体在餐后是如何处理血糖的。

"我把糖尿病前期称之为人类疾病中的罗德尼·丹杰菲尔德（喜剧演员，电影中常说口头禅"我觉得自己没有受到尊重"——译者注），糖尿病前期并没有得到足够的尊重。"北卡罗来纳大学的医学院副教授、糖尿病护理中心的主任、注册糖尿病教育家、医学博士约翰·布斯说道，"这是因为就连医生也低估了糖尿病前期的重要性。"

问题始于胰岛素抵抗和代谢综合征，早期的血糖控制出现问题与不爱活动和饮食过量有关。"超重、高脂肪饮食和内脏脂肪交织在一起，导致了胰岛素抵抗。"布斯博士说，"胰岛素抵抗会在各种不适当的地方储存多余的膳食脂肪，如在肌肉细胞和肝脏细胞中，这使得他们的身体很难使用糖来作为燃料。"

由于身体试图迫使细胞吸收血糖，你的胰岛素水平上升越来越高。在这种情况下，糖尿病前期增加了一个新的问题：经过多年的过度劳累、胰腺中产生胰岛素的 β 细胞变得越来越少，血糖开始上升。β 细胞的耗尽甚至比胰岛素抵抗更危险，原因很简单：这是不可逆转的。

在β细胞多久会被耗尽这个问题上，遗传起着关键的作用。目前美国肥胖的人越来越多，这意味着他们体内β细胞的耗尽——这曾经是老年人面临的问题，但现在受这个问题困扰的群体的年龄却越来越小。最近一次对超重儿童进行的研究中，来自南加州大学凯克医学院的研究人员发现在青春期前有的儿童已经耗尽了他们体内的β细胞。

高糖饮食可能会伤害β细胞，高脂肪饮食也可能会伤害β细胞。加州大学圣地亚哥医学院在实验室中进行了研究。最近研究发现，高脂肪饮食会抑制一种酶，这种酶叫做糖基转移酶，它有助于β细胞感觉血糖水平，从而使人体分泌适量的胰岛素。

加州大学圣地亚哥分校细胞和分子学教授、医学博士、霍华德休斯医学研究所首席研究员杰米马斯说："这种分子会引发从高血糖、胰岛素抵抗发展到2型糖尿病的一连串事件。"这一发现揭示了预防和治疗糖尿病的新方法。

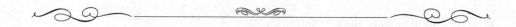

专题 风险检查：你患有糖尿病前期的概率

你患有糖尿病前期的概率会增加，如果你：

● 有心脏疾病的风险。在欧洲进行的一项对39 000人的研究表明，患有心血管疾病，包括高血压、高密度脂蛋白胆固醇低和低密度脂蛋白胆固醇高的女性和男性中，1/4的人患有糖尿病前期。

● 超重或肥胖。如果你的身体质量指数高于29，你患有糖尿病前期的概率是25%。

● 如果你是非裔美国人、西班牙裔、印第安人、亚洲或太平洋诸岛原住民后裔，患糖尿病的风险可能是美籍白人的两倍。

● 年龄超过45岁。美国疾病控制和预防中心估计，美国40%的中老年人患有糖尿病前期。

● 有糖尿病家族史。父母、兄弟姐妹甚至是阿姨、姑姑、舅舅、叔叔、祖父母、外祖父母患有糖尿病，表明在你的亲人身体内至少有一种糖尿病基因。新的研究显示，近一半的美国人拥有至少一种糖尿病基因，这大大增加了患病风险。

● 有妊娠糖尿病史或分娩时有一个婴儿体重超过9磅（约4千克）。这样的女性有20%～50%的概率在怀孕后10年内患上糖尿病前期。

●出生时体重轻。出生时体重小于5.5磅（约2.5千克）的人患病风险比正常人高23%；出生时体重在5磅（约2.3千克）以下的人患病风险会增加76%。

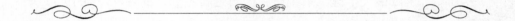

潜藏的并发症

直到最近，专家们才认识到高血糖在糖尿病前期中是一个大问题。现在，令人害怕的证据显示，所有糖尿病的主要并发症都在糖尿病前期期间开始酝酿。其中包括：

1. 心脏疾病发病率提高

心血管疾病患病概率增加1.5倍，致命的心脏病发病率高，脑卒中（中风）的风险高。正如我们在第二十章讲到的高胰岛素水平、高血压、炎症、额外的血液凝块风险，代谢综合征导致的不正常血脂，会增加心脏病发作和脑卒中（中风）的风险。当血糖升高时，患有上述疾病的风险会更高。这是为什么呢？研究人员认为，过多的糖分会使血管僵硬，会使低密度脂蛋白胆固醇中的

"坏"粒子变得更黏稠，更容易在动脉壁形成斑块，产生大量的破坏细胞的自由基，提高甘油三酯水平的风险，从而抑制有益心脏健康的高密度脂蛋白胆固醇的水平。

2. 损伤眼睛里的微小毛细血管

美国国立卫生研究所最近一项研究表明，大约8%患有糖尿病前期的患者有糖尿病视网膜病变的迹象。科罗拉多大学医学院预防医学和生物识别技术系主任、教授、医学博士、笔记研究员理查德·哈曼说："眼睛的变化可能开始得更早，始于比我们以前认为的葡萄糖水平更低的水平"。

3. 损伤神经

密歇根大学健康系统研究人员近日宣称，30%～50%的糖尿病前期患者抱怨他们的手和脚有刺痛感、灼痛感或麻木感。

4. 损伤肾脏

来自于美国国立卫生研究院和哈佛医学院的研究人员认为，在早期糖尿病中，高血压、高胆固醇、高血糖并发会产生肾脏损伤的早期迹象。在对2 398名男性和女性进行了7年的跟踪研究后，他们发现，那些患有糖尿病前期的人比没有糖尿病的人患上肾病的概率高65%。

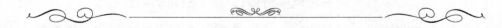

专题 高血糖的幸存者：莫林·马里内利

1998年，莫林·马里内利被诊断为葡萄糖耐量受损，这种病情没有明显的症状，但患者的血糖高于正常值——这种血糖数值虽然比2型糖尿病的数值低，但却足以将患者置于严重的并发症风险之中。

她的生活方式就是一个很大的风险因素。49岁的马里内利在美国邮政服务部门工作，是波士顿信件运营商联盟的官员，工作中经常采取强硬手段进行各种合同谈判。在家里，她是一个单身母亲，独自抚养一个十几岁的儿子。

她说："如果有人说我的生活充满了压力，这其实是一种保守的说法。我在奔波中就餐，我心目中的理想午餐是1/4磅（约0.1千克）的芝士汉堡、薯条和一大瓶苏打汽水。我体重189磅（约86千克），胆固醇高、血压高、工作压力巨大。我常常在深夜用一包蛋糕或一袋烧烤味的土豆片来减压。"她几乎没有时间跳她喜欢的舞蹈——踢踏舞。

在营养–生活方式顾问的帮助下，马里内利减掉了18磅(8千克)。她现在食用更多的水果、蔬菜和全麦食品，每周跳两到三次踢踏舞。因此，她希望把患上糖尿病和心脏病的风险控制在正常的范围内。

她说："对于我现在做的事情，我感觉很满意。我现在更有活力。我在保护我的健康。我不是圣人，但现在当我去汽车餐厅时，我会买一个小三明治和一瓶无糖汽水。"

从现在开始杜绝糖尿病前期

2001年，汤米·汤普森，美国卫生和公众服务部部长，欣喜万分的发布了一则惊人的消息：在一项对3 000多名糖尿病前期患者进行的研究表明，那些成功地减轻一些体重、每周5天中都轻快地走半个小时、吃富含低饱和脂肪酸和高纤维食品的健康饮食的患者，他们患上2型糖尿病的概率降低了58%～71%。相比之下，服用二甲双胍这种药物的研究志愿者，患上糖尿病的风险仅降低了30%。这一研究具有里程碑意义。汤普森说："鉴于目前美国快速上升的肥胖比率和糖尿病比率，这个好消息来得太是时候了。"

从那时起，研究人员继续研究志愿者参与的糖尿病预防计划。密歇根大学的一项新的分析数据统计表明，一种健康的生活方式可以将糖尿病的发展延迟11年。同时，芬兰也在进行一个相似的研究，研究人员发现，减肥和运动的人即使在10年后患有糖尿病的风险也会大大降低。

战胜糖尿病前期的血糖解决方案

不要再等待！专家说，下面这些简单的步骤可以扭转偏高的血糖：

1. 检查血糖

现在检查你的血糖，在6个月后到一年内再检查一次，以了解你的血糖是否有变化。

2. 减肥

在芬兰的研究中，即使不通过运动的方式，极其超重的人只要减掉他们总体重的5%，他们患糖尿病的风险就降低了70%。

3. 减少脂肪

每日的目标是：减掉摄入来自脂肪的不到30%的热量和不到10%的来自饱和脂肪酸的热量，如来自肉和全脂乳制品。

4. 吃碳水化合物更有效

研究显示，碳水化合物类食物，如水果、蔬菜、全麦谷物和面包，它们含有丰富的维生素、矿物质，尤其是纤维，可以减缓消化过程、加快葡萄糖进入血液，因而可以帮助降低血糖。

5. 每日7～9份水果和蔬菜

要预防糖尿病，建议你每日九份水果和蔬菜。努力让至少一半的食物(包括面包、米饭和意大利面)是全麦食品，以增加你的纤维摄入量。

6. 在午休时间散步

研究显示，参与密歇根大学研究的志愿者每周只走了150分钟，也就是每日走半小时，每周走5天。

7. 坚持记录

在密歇根大学和芬兰研究中，志愿者们坚持每日记录他们吃了什么、吃了多少以及他们饮食中的脂肪含量——事实证明这是帮助他们实现饮食目标的关键。

第二十二章

糖尿病
——美国人新的常见病

唐·沃克斯戴尔的座右铭是"检查、检查、再检查"。作为前国土安全局检查员，他需要确保在达拉斯-沃斯堡机场进出的货物不会对他人造成任何威胁。 2004年他被诊断为患有2型糖尿病，现在他同样把"检查和再检查"的哲学应用到他的血糖检查中。

"我必须知道我的血糖值是多少。这是使我保持血糖值降低，避免糖尿病并发症的唯一方法，"沃克斯戴尔说。"我时时检查我的血糖，通过血糖值的变化来指导我进行运动和选择食物。每隔几个月，我就进行一次被称为糖化血红蛋白的测试。我的家族有糖尿病史，如果不照顾好自己，我知道会发生什么 。"

在美国，有2 100万人患有2型糖尿病，大多数患者并不像沃克斯戴尔那样能够控制自己的血糖。尽管政府不断进行健康宣传，报纸和电视新闻反复报导，但我们中的大多数人拒绝承认糖尿病这一问题。

• 1/3的美国糖尿病患者不知道自己患有糖尿病。

• 那些已经知道自己患有糖尿病的患者，大多数人的健康处于危险之中。在2005年，由美国临床内分泌学家对157 000名糖尿病男性和女性患者进行的一项新的调查显示，85%的患者认为他们深受高血糖之害，他们之中有2/3的人血糖水平太高，极其危险，可能会导致肾功能衰竭、失明、截肢、致命的心脏病和脑卒中（中风）。这一调查结果令人震惊。

• 最近，哈佛医学院研究人员对30个国家顶级大学医学中心的糖尿病护理进行了调查，他们发现，对糖尿病的忽视程度令人震惊。一般情况下，医学中心没有给糖尿病患者开降血糖的药物就把他们打发回家了，而血糖升高会给他们带来风险，使他们置于不必要的并发症风险之中。

到底出了什么问题？糖尿病患者和他们的主治医生低估了严格控制血糖的迫切性。如果有必要，患者可以通过饮食、运动、减压、定期血糖检查和药物治疗来控制血糖。

事实上，加州大学洛杉矶分校的一项新的研究强调饮食对糖尿病患者影响。在这个小规模，为期3周的研究中，13位超重或肥胖、患有2型糖尿病的男性患者中，有6位患者摆脱了糖尿病，他们的血糖水平达到了正常值。他们是怎么做到的呢？首先是合理饮食。他们食用低脂肪（12%～15%的热量）的食物，适度的蛋白质（12%～25%）和高碳水化合物（65%～70%）。参与研究的人每日都步行45～60分钟。 这项研究的设计者、研究员罗伯茨博士说，食用低脂食物和没有精炼的碳水化合物——绝对不能有烤面包或布朗尼蛋糕，是他们成功的关键。他预计，长期坚持这种合理饮食可能会摆脱糖尿病导致的心脏损伤。

但如果你患有糖尿病已经很多年，合理饮食可能还不够。

　　"每次你去看糖尿病医生，你应该和医生讨论你的治疗计划进展如何，以及计划是否需要调整，"波士顿乔斯林糖尿病中心、成人糖尿病部门的首席医师肯尼斯·斯诺说。"你不能通过服药的数量来判断你的糖尿病情况。你应该通过你的血糖水平来判断，通过你的治疗计划与饮食和运动相结合的结果来判断，通过服药对血糖的控制结果来判断。"

　　南加州大学临床糖尿病项目主管、医学博士安妮·彼得斯认为，最前沿的糖尿病治疗需要积极的关注，尤其对于数百万年轻时就已经患上糖尿病的人来说。彼得斯是《征服糖尿病：一个预防和治疗糖尿病的最前沿、最全面的计划》一书的作者。她说，"如果你的医生似乎落后于病情，问问他所掌握的情况。如果你现在三十多岁、四十多岁、五十多岁、甚至六十多岁，这十分重要。如果当你很年轻时就被诊断为糖尿病，或者如果你打算活得久一点，就更不能出错了。随着血糖年复一年的升高，高血糖会给你带来越来越多的风险。"

　　彼得斯博士说，如果你的血糖高于预期目标，你应该和你的医生讨论对治疗计划进行调整。如果医生没有提出调整计划，你应该提出。

糖尿病101

　　如果你进行空腹血糖测试，每分升血液里的葡萄糖含量高于125毫克或进行口服葡萄糖耐量测试（空腹喝一杯含糖饮料，2小时后验血），每分升血液里的葡萄糖含量高于190毫克，那么你已经患有2型糖尿病。如果你的血糖已经激增到上述水平，这意味着你身体内血糖控制系统的每一个方面几乎都已经在细胞水平上有所损坏。

　　长达数十年的血糖控制系统的一系列故障最终会导致糖尿病的爆发。下面是正常的血糖如何恶化为糖尿病的过程：由于遗传、超重、缺乏运动、腹部脂肪和压力的共同作用，你身体内的细胞开始对胰岛素变得抗拒——胰岛素抵抗会忽视至关重要的吸收血糖的激素信号。为了弥补这一状况，你胰腺中的β细胞会分泌过多的胰岛素。最后，β细胞逐渐耗尽。胰岛素分泌下降，血糖上升。起初，血糖水平仅略高于正常水平，这被称为糖尿病前期。但最后，随着越来越多的β细胞停止运作，你的血糖上升到完全糖尿病的水平。

多年未被发现的高血糖会导致外在症状，只有这时许多人才发现他们患有糖尿病。疲劳、口渴、夜里频繁去卫生间、容易被感染、伤口愈合缓慢、性交困难（如阴道干涩和勃起问题）和消化问题(腹泻、呕吐、消化缓慢，这些都是由于神经损伤造成的)都是2型糖尿病的征兆（如果你有上述任何问题中的一种，打电话给你的医生，安排一次血糖测试）。

一旦确诊，你就在一个全新的世界中了。突然间，你必须学会如何操作血糖仪，在你的包里给它留出一点空间，在你繁忙的时间表中必须抽出些时间来测量血糖。如果你想通过计算碳水化合物或可替换的食谱来控制血糖，饮食就变成了算术问题。还有药片的计算！你可能需要服用一种、两种、甚至10～15种药物来降低血糖，预防糖尿病造成的心血管风险，如高血压和高胆固醇。你还需要担心你的脚（即使是轻度的磕碰或割破都可能导致重大感染），你的眼睛(高血糖会导致视力问题)，你的肾脏（多余的血糖会导致肾功能衰竭）等等。有报告称糖尿病患者会感觉压力很大、精神抑郁，这已经不足为奇了。

控制血糖的3步计划

本书中的降糖策略可以使你有一种一切尽在掌握之中的感觉。下面是具体步骤：

步骤一：正确饮食、合理锻炼……适当放松！

甜美的水果、新鲜的蔬菜、全谷物、良好的脂肪、瘦肉和少量的精炼碳水化合物，这些是高血糖解决方案的基础。正确的饮食计划可以帮助你在享用美食的同时，迅速、有效地控制高血糖。本书中建议的饮食方案甚至包括为糖尿病患者准备的食物交换表，他们可以通过食用交换表中的食物来保持健康饮食。

美国糖尿病基础研究中心医学主任、密苏里大学、堪萨斯城医学院临床医学教授、内分泌学家、医学博士理查德·赫尔曼说："从基础开始。护理糖尿病的一个良好的基础就是进行健康的饮食和有规律的运动。通常情况下，如果你在日常检查时发现你的血糖水平有所下降，这就是健康饮食和有规律的运动在起作用。即使你需要服用更多的药物，饮食还是有帮助的，因为饮食可以帮助你防止体重增加，给你提供重要的营养物质，对控制血糖也有一定的影响。运动可以使肌肉细胞对胰岛素更敏感。

下面是如何调整计划以适应你的需求：

①向注册营养师或认证糖尿病教育家咨询。许多保险计划，包括医疗保险，里面都至少包含一次这样的咨询。这些食品专家可以帮你量身打造适合你的体重和血糖水平的碳水化合物水平和分量。他们还可以帮助你制订适合你生活方式的计划。

②根据你的时间、你的生活方式来进行运动。在第十四章，你会发现有几种步行计划，还有很多方法能使运动与你的生活方式相匹配。我们强烈建议你每日进行10~15分钟的强化锻炼（或者每周进行两到三次或更长时间的锻炼）来锻炼肌肉、燃烧更多的脂肪。为什么不把哑铃或阻力带放在电视旁边呢，这样你就可

以一边观看你最喜欢的节目，一边进行强化锻炼了。

③采取减压措施。杜克大学进行的一项对108名患有2型糖尿病患者的研究显示，减压能显著降低血糖。那些参加了减压类课程的患者，糖化血红蛋白水平下降了1个百分点。大声地喊出"啊"不仅会降低你的血糖，还会让你感觉很棒。首席研究员理查德博士建议患者采取下面这些减压措施：做瑜伽、内观减压、找到令你放松的爱好、逐步放松。减少咖啡因的摄入也可以帮助你减压，即使饮用少量的咖啡和茶水也会提高激素和血糖水平。

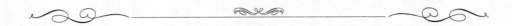

专题 高血糖幸存者：玛吉·洛佩兹

来自罗里达州奥兰治港的玛吉·洛佩兹是2型糖尿病患者。她具有患糖尿病的风险因素，如西班牙血统、腰围很粗。洛佩兹是呼叫中心的操作主管，她说："我总是感觉很疲倦，口渴，总是想去卫生间。"

洛佩兹今年42岁，在她三十多岁时，她从未怀疑过自己有糖尿病。但她的医生怀疑她有糖尿病，要求她进行一次血液测试。结果她被诊断为2型糖尿病。医生为她设计的治疗方案是：减肥和健康饮食。

洛佩兹参加了健康生活的速成课程。在餐馆吃饭时，她减少了面包、大米和其他含有淀粉食物的摄入，而是选择健康的食物。下班后，她开始每日步行30分钟。

那是5年前的事了。现在，洛佩兹的体重减轻了32磅（约14.5千克），这是她高中毕业以来头一次感觉这么好。她口服糖尿病药物——马来酸罗格列酮，每日至少测两次血糖。

受妻子的影响，洛佩兹5英尺7英寸（约1.68米）高、体重高达270磅（约122千克）的丈夫——萨尔瓦多，也进行了血糖测试，结果也诊断出患有2型糖尿病。"自从他被诊断出糖尿病后，他大约减掉了50磅（约23千克），他现在感觉也很棒，"洛佩兹说。洛佩兹19岁的女儿伊丽莎白也很注意日常饮食。洛佩兹说："被诊断出糖尿病从某种程度上说是因祸得福。"

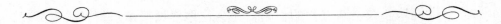

步骤二：每日进行血糖测试，每年检查2～4次糖化血红蛋白水平

为了保持健康、避免并发症，你需要严格控制血糖。你怎么知道你的饮食、锻炼和药物治疗计划是真的在起作用？通过每日用血糖仪测试血糖和每年去医院看医生，并进行几次糖化血红蛋白水平测试，以了解你在过去的两到三个月的血糖情况。

美国糖尿病协会的前主席、洛杉矶儿童糖尿病和内分泌中心主管、医学博士弗朗辛·考夫曼说："每日的血糖检查和糖化血红蛋白测试以两种非常不同的方式检测。"他是《肥糖病：肥胖—糖尿病的流行已经威胁到美国，我们必须采取措施阻止它的蔓延》一书的作者。他说："每日测试就像是一个快照。用血糖仪进行测试，它会告诉你在某一时刻你的血糖水平。对于在每日的关键时刻知道自己的血糖有多高，这是十分有用的。在你吃早餐前、午餐前和运动后进行一下血糖测试，或者在饭后测试一下，看看你的身体对饭后自然上升的血糖处理得如何。"

考夫曼博士说，相比之下，糖化血红蛋白就像一部长篇小说。它告诉你在过去的2～3个月，你的血糖发生了什么变化。

"通过这两个测试的结果，你能发现你的糖尿病治疗计划和你真正的血糖水平是否脱节，"考夫曼博士解释道，"如果你的日常检查看起来不错，但是糖化血红蛋白水平却很高，这该怎么办？你可能会发现你每日用来检测的血糖仪出了问题，或者每日有一段时间你的血糖比较高，但你却没意识到这一点。在这种情况下，你可能需要改变你的药物剂量，调整你的食物分量或食物选择，降低工作压力或者下决心多运动。如果你没有每隔几个月就进行一次糖化血红蛋白检查，你永远不会知道你的血糖曾经存在问题。"

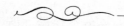

专题 无痛测试

如果血糖检查很痛，下面这些策略可以帮助你：

● 调整你的血糖仪，让刺血针穿透尽可能少的皮肤。

● 每次测试时，都用一只新的刺血针。重复使用的刺血针会变钝、使人疼痛。(医疗保险和私人保险通常包含刺血针的费用，所以没有必要为了省钱一次又一次地重复使用刺血针)

● 试着从手掌或手指的侧面提取血液样本，而不是从手指肚提取。一些血糖仪还可以从你的大腿或上臂提取血液样本。

● 要有耐心。检查血糖很快就会像切洋葱一样简单。一项来自印度的新研究显示，在跟踪血糖水平时，眼泪和血液样本一样有效。这一发现将允许研究人员开发一种新的测试条，只要把这种测试条放在眼角就可以测量血糖水平了。

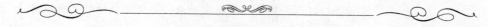

糖化血红蛋白测试可以测量血液中附着在血红蛋白上的糖的数量。在红细胞内，血红蛋白把来自肺部的氧气输送到体内的细胞中。在输送过程中，它和葡萄糖这样的糖分连在了一起。如果你体内的糖过量，血红蛋白在输送过程中会携带越来越多的糖。研究证实，体内的糖化血红蛋白水平每上升1%，就会显著增加你患心脏病、脑卒中（中风）、眼睛损伤、肾脏损伤和神经损伤的风险。糖化血红蛋白每上升7%，患有心脏病的风险会增加25%，患脑卒中（中风）的风险会增加30%，腿部和足部神经损伤的风险会增加21%，眼部神经损伤的风险会增加50%。而你的糖化血红蛋白每降低1%，并发症的风险会下降41%。

但日常血糖检测也很重要。"糖化血红蛋白不能很快给你所需要的结果，以判断新的血糖控制方案是否起作用，"考夫曼博士说。"你需要马上知道你的药物治疗是否有效，一种新的食品是否导致你的血糖水平过高，或身体活动对血糖的影响。每个人的身体是不同的。日常测试可以让你知道你的身体反应如何，以便调整你的血糖控制方案。"

糖化血红蛋白检测	
何时测试	如果你的血糖比较高，每两到三个月进行一次糖化血红蛋白检测。如果在很长一段时间内（至少一年），你的血糖在严格控制之中，你的医生可能会同意你每年进行两次糖化血红蛋白检测
争取达到下面这些数值	糖化血红蛋白水平为6.5%~7%之间。德克萨斯内分泌和糖尿病协会的糖尿病专家杰米·戴维森说："没有糖尿病的正常人的糖化血红蛋白水平为6%或更低。糖化血红蛋白水平越接近正常越好，但不要急于求成。如果你的糖化血红蛋白过高，即使你降下来一点，你就已经降低了自己患并发症的风险"
最好的测试设备	那种在医生办公室或商业实验室里使用的都是最好的设备。家庭版糖化血红蛋白测试设备大约25美元就可以买到，但是专家建议你去商业实验室进行测试。这样可以保持你的测试结果一致，医生通过阅读你的测试报告，帮助你跟踪检测进展

续表

糖化血红蛋白检测	
费用	商业实验室的检测费用是40美元一次。医疗保险可以报销大部分甚至全部的费用
测试提示	很多医生每年只要求你检测一次糖化血红蛋白水平。戴维森建议，向你的医生要求更频繁的检测，尤其是你开始服用新药或很难控制你的日常血糖水平的时候

每日血糖测试	
何时测试	与你的医生沟通，以确定测试时间。如果你刚刚被诊断为糖尿病或者刚刚开始服用一种新药，你可能需要每日测试三到六次。如果你的治疗方案进展顺利，你可能不需要测量得如此频繁。小提示：如果你每日只测试一次或两次，选择在每日的不同时间进行测试。这将使你全面了解你的血糖是如何上升和下降的
争取达到下面这些数值	空腹测试（如早上起来的第一件事）或餐前：血糖为90～130毫克/分升；饭后2小时：血糖低于180毫克/分升
最好的测试设备	血糖仪的使用期不能超过两年或三年，如果超过了，需要在医生的帮助下进行校准。"使用一段时间后，血糖仪会磨损"，美国糖尿病健康协会医疗保健和教育项目主席、盐湖城圣马克医院注册糖尿病教育家卡米·库卡妮女士说。"新的血糖仪有一些很不错的优点，例如，你可以在血糖仪里存储以前的数据，然后下载到你的电脑中
费用	血糖仪价格不等，具有基本检测功能的最低10美元一个，具有个人数字助理功能的超过300美元。其他工具，如：可采血的刺血针和测试条，费用另计。省钱贴士：与你的保险公司核对，了解保险公司给报销哪种血糖仪，他们总共能给报销多少费用。一些保险公司也给报销测试条的费用
测试提示	把你的测试结果写下来。如果你不使用能自动记录数据的血糖仪，写一份血糖日志，包括日期、测试时间、空腹测试还是餐后测试。对可能会影响你血糖数值的因素，如压力、刚刚结束日常锻炼、或者一种新食物（或一顿大餐）写下评语。每一次做糖尿病复查时，都带上你的记录，这样医生可以和你一起回顾这些数据

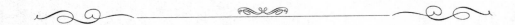

专题 高风险

研究证实，使你的糖化血红蛋白水平保持在健康的范围内（专家建议糖尿病患者的数值为6.5%～7%，如果更低些会更好）是避免一系列问题严重的糖尿病并发症的一个强有效的手段。这个测试测量在过去的两到三个月中你的血糖水平。糖化血红蛋白水平高会严重威胁到你的健康。

心脏问题

最近，英国剑桥大学对10 232名患有2型糖尿病的女性和男性患者进行了研究。研究人员发现：糖化血红蛋白水平每增加一个百分点，男性患有心脏病的风险增加了24%，女性患有心脏病的风险增加了28%。其他研究也表明，糖化血红蛋白水平每增加一个百分点，患者心脏衰竭的风险是正常人的两倍。

大脑损伤

同一研究发现，糖化血红蛋白水平上升7%，患者患脑卒中（中风）的风险会提高30%。糖化血红蛋白水平超过了10%，患者脑卒中（中风）的风险是正常人的三倍。

截肢

最近，杜兰大学的科学家对4 526名男性和女性糖尿病患者进行了一项研究，研究发现，糖化血红蛋白水平超过7%，患者患有周围性血管疾病的概率是正常人的三倍，糖尿病患者的神经损伤可能会导致足部和腿部被截肢。

失明

在一项对11 247名男性和女性糖尿病患者进行的研究中，澳大利亚国际糖尿病研究所的研究人员发现，当患者连续4年以上糖化血红蛋白水平超过7.5%，患者发生视网膜病变的风险会提高25%。当患者连续8年以上糖化血红蛋白水平过高，患者发生视网膜病变的风险会提高50%。

肾脏损伤和肾功能衰竭

以色列研究人员发现，糖化血红蛋白水平越高，肾功能衰竭的概率越大。他们发现糖尿病患者的高血糖、高血压和高胆固醇水平都会增加肾脏损伤的风险。

给人带来希望的一面

你可以控制血糖。牛津大学的科学家们说，降低糖化血红蛋白（通过严格控制血糖）可以大幅地降低所有这些风险。糖化血红蛋白水平每降低一个百分点，患心脏病的风险就降低了16%、患脑卒中（中风）的风险降低了21%，由于降低了周围性血管疾病的风险，因而截肢的风险降低了41%，失明或肾功能衰竭的风险降低了35%。

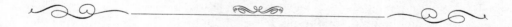

步骤3：更新你对糖尿病药物的观念

波士顿乔斯林糖尿病中心成人糖尿病部门主任、医学博士肯尼斯·斯诺说："随着时间的推移，大多数患有2型糖尿病的患者需要更多的药物进行治疗——而且这不是他们的错。这只是糖尿病的自然进程。但是医生并不经常解释这一现象，所以当患者们需要增加药物的时候，他们会非常惊讶、非常担忧。"

　　了解糖尿病这种疾病会逐渐恶化是十分重要的。患有2型糖尿病的患者，胰腺中分泌胰岛素的细胞在萎缩，而且随着胰岛素水平下降，血糖会持续上升。当英国科学家对4 075名刚刚被诊断为2型糖尿病的男性和女性患者进行跟踪研究时，他们发现在患病九年后，75%的患者需要好几种药物来控制血糖。只有9%的患者通过合理的饮食和锻炼使血糖保持在安全的范围内。据此，研究人员得出结论：在被诊断为糖尿病的10年内，大多数2型糖尿病患者需要注射胰岛素来降低血糖。

　　合理饮食、进行锻炼和减压对糖尿病护理来说尤为重要。但是当你需要更多的帮助时，应该及时与医生沟通。斯诺博士说："每次去看你的糖尿病医生时，你应该和医生讨论你的治疗计划进展如何，以及是否需要调整。"不要只依靠医生建议你进行调整。在对570名糖尿病患者进行的为期12年的一项研究中，西北凯萨研究机构的研究人员发现尽管糖尿病患者血糖升高，但主治医生经常会在几个月后或几年后才调整病人的治疗方案。

⊹ 第二十三章 ⊹

多囊卵巢综合征：潜藏
的不孕不育杀手

怎么也减不掉肥胖，不稳定的月经周期，粉刺，不孕不育，还有严重的脱发问题——虽然脸上和身体上的毛发生长繁茂，但头部的毛发开始变稀疏。像一个奇怪的拼图游戏中的一小片拼图起不到多大作用一样，多囊卵巢综合征的征兆和症状看上去似乎不会导致某种医学问题。

在20世纪的大部分时间里，医生把多囊卵巢综合征当作是单一的疾病进行治疗。1976年，这一情况发生了变化。当时的研究人员偶然发现了一些共同特性：高胰岛素水平和胰岛素抵抗会改变多囊卵巢综合征的诊断和治疗方式。休斯敦贝勒医学院多囊卵巢综合征研究员、生殖内分泌学家、不孕不育专家、医学博士桑德拉·卡森说："高胰岛素不是导致多囊卵巢综合征的唯一因素，但却是非常重要的一个因素。高胰岛素可能会作用于卵巢，增加雄性激素的分泌。这最终会导致排卵停止、体重增加、粉刺遍布甚至脸部和身体的毛发异常。"从长期来看，它还会增加你患糖尿病、心脏病和几种癌症的风险。

一个严重的问题是，虽然目前1 300万美国女性面临着最普遍的激素问题，但大多数人并没有被诊断出患有多囊卵巢综合征或得到有效的治疗。"在美国，每十个育龄女性中，就有一个患有多囊卵巢综合征。但在这些患有多囊卵巢综合征的人中，75%的人并不知道自己患有此症"，美国临床内分泌协会前主席、纽约西奈山医学院临床医学教授、内分泌学家罗达说："重要的是要提醒这些女性患多囊卵巢综合征并发症的严重性。早期发现和积极治疗可以预防许多并发症。"

多囊卵巢综合征已不仅仅是成年女性所面临的问题了。美国临床内分泌协会最近提出了警告：儿童期的普遍肥胖已经导致了另一个健康问题的出现，即年轻女孩患有多囊卵巢综合征的数量正在增加。现在，早期体重增加会促使月经提前来潮，增加了女性患有多囊卵巢综合征的风险，还会导致排卵问题。弗吉尼亚联邦大学医学院医学内分泌和新陈代谢科主任、医学博士约翰·内斯特勒说："被诊断为多囊卵巢综合征的患者一般是二三十岁的女性。但普遍的肥胖现象会将年仅11岁的女孩置于严重影响健康的并发症风险之中。"患多囊卵巢综合征的青春期少女也面临患有代谢综合征和2型糖尿病的极大风险。

多囊卵巢综合征和血糖的关系

多囊卵巢综合征的威胁是巨大的。芝加哥大学的研究人员说，患有多囊卵巢综合征的女性中，80%有胰岛素抵抗，33%患有糖尿病前期，10%在40岁之前会发展为2型糖尿病。可以说，多囊卵巢综合征是一个潜在的杀手，使你患糖尿病的概率比正常人提高了7~8倍，使你患心脏病或脑卒中（中风）的概率比正常人提高了2倍，使你比正常人更容易患有乳腺癌和子宫内膜癌。新的研究揭示了以下风险：

1. 威胁心脏的炎症

以色列海法医学中心对210名女性进行研究后，研究人员得出如下结论：与没有多囊卵巢综合征的女性相比（这些女性不到10%），患有多囊卵巢综合征的女性（这些女性占40%），其炎症化合物——C反应蛋白水平处于危险值。C反应蛋白会提高动脉阻塞、血栓和高血压的风险。

2. 动脉硬化

匹兹堡大学心脏病学家对267名年轻女性（30~44岁）进行了颈部动脉检查，发现患有多囊卵巢综合征的志愿者动脉硬化的风险是正常人的十倍。动脉阻塞是患心脏病的前兆。

3. 代谢综合征

弗吉尼亚联邦大学内分泌学家在对161名患多囊卵巢综合征的女性进行检查后发现：多囊卵巢综合征会使你患代谢综合征的风险提高一倍，出现一系列威胁心脏健康的问题，包括高血压、高甘油三酯血症和高密度脂蛋白胆固醇的水平低。研究负责人约翰·内斯特勒说："患有多囊卵巢综合征的女性应该进行代谢综合征的检查，以降低早期心血管疾病发生的风险。"

4. 睡眠呼吸暂停

芝加哥大学的研究人员在对40名患多囊卵巢综合征的女性进行检查后发现，75%的人在睡眠时有呼吸暂停的危险。这些女性胰岛素水平过高，这是导致糖尿病的一个危险因素。

5. 癌症

多囊卵巢综合征会使患子宫内膜癌的风险增加3倍。研究还表明，多囊卵巢综合征可能会使患乳腺癌的风险增加3~4倍。

多囊卵巢综合征的多种症状

一些患有多囊卵巢综合征的女性在青春期时就有预警迹象，如月经不调。还有一些人没有明显的症状——直到不孕或流产使她们很难实现当母亲的愿望。多囊卵巢综合征可能会导致一系列问题，具体问题如下：

1. 月经问题

你可能有不规则出血现象（包括月经出血时间长，月经量小或过量），罕见的月经周期延长（周期往往超过6周），或者闭经——根本不来月经。

2. 慢性骨盆疼痛

由于多囊性卵巢是正常的三倍大，在性生活时会导致骨盆疼痛。

3. 水肿

由于影响体液平衡的激素相互作用，许多患有多囊卵巢综合征的女性都会经历持续的经前综合征。

4. 面部和体表毛发的异常生长

这种毛发的异常生长被称为多毛症，这种增长通常出现在女性不希望出现的部位，如脸部、颈部、胸部、腹部、手指、脚趾和鬓角。

5. 头发稀疏

和后退的发际线相比，头顶的头发稀疏最为明显。

6. 油性皮肤、痤疮、头皮屑

雄性激素水平升高会导致皮肤产生过剩的皮脂，皮脂是一种会堵塞毛孔、引起痤疮、黑头和炎症的黏性物质。它还会使头皮部位的皮肤成片状，产生头皮屑。

7. 皮肤问题

患多囊卵巢综合征的女性会在颈部、眼睑、腋窝、胸部和腹股沟长出皮垂，皮垂是由雄激素过量诱发的，看上去有点像爆米花的物质。也可能在她的胸部、颈部、腋窝、手肘、膝盖、手或腹股沟上长出一片片的黑棘皮。这些黑色斑块标志着胰岛素水平过高。随着胰岛素敏感性的提高，斑块的颜色会变淡。

8. 不孕

如果你试图怀孕，6~12个月没有成功，有上述症状之一，把情况告诉你的医生。

9. 肥胖

患有多囊卵巢综合征而又肥胖的女性，多数都是腹部肥胖，体型成苹果形。现在人们知道"苹果形"比"梨形（臀部和大腿肥胖）"患心脏病和2型糖尿病的风险更高。

请进行诊断

如果你认为自己可能患有多囊卵巢综合征，请注意自己是否具有上面提到的种种症状。然后去看医生，医生会首先排除其他可能导致多囊卵巢综合征的健康问题，包括甲状腺功能减退（甲状腺分泌的甲状腺激素太少）、高泌乳素血症（用来调节排卵的脑下垂体催乳激素分泌过多）、卵巢肿瘤或肾上腺肿瘤。

田纳西州约翰逊城生殖科学应用中心的主任、医学博士塞缪尔·撒切尔说："患有多囊卵巢综合征的女性的临床问题通常表现为三种：月经不调、身体肥胖和皮肤问题。如果这三种问题都存在，有超过95%的概率诊断的结果为多囊卵巢综合征。"他出版了《多囊卵巢综合征：潜藏的流行性疾病》一书。如果你可能患有多囊卵巢综合征，你的医生也应该为你安排一次筛检测试，这可以帮助你评估是否患有糖尿病和心脏病的风险，并提供有关你的生育能力的信息。

●空腹进行全面的生化指标检测和血脂检测。

●两个小时葡萄糖耐量试验和胰岛素水平测试。

●测量促黄体生成素和促卵泡生成素的比例，这是卵巢健康的一项重要指标。大多数绝经前女性的比例接近1：1。女性促黄体生成素水平高于促卵泡生成素表明可能患有多囊卵巢综合征。一些医生认为，女性促黄体生成素和促卵泡生成素的比例大于2：1或3：1，表明患有多囊卵巢综合征。

●测试会影响生育能力的激素，包括脱氢表雄酮、性激素结合球蛋白、雄烯二酮和睾酮。

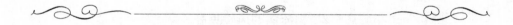

专题 **医学突破**

多囊卵巢综合征和胰岛素之间的联系，为希望克服综合征、怀上孩子、过上更健康的生活的女性打开了新的大门。医学前沿：科学家们正在为患有多囊卵巢综合征的女性研究几种促使胰岛素增敏的治疗糖尿病的药物。下面是他们正在进行的研究：

二甲双胍可能有助于缓解心血管疾病风险

意大利研究人员发现，30名患有多囊卵巢综合征的女性连续6个月服用治疗糖尿病药物二甲双胍后，他们的心血管健康有所改善。"坏"的低密度脂蛋白胆固醇水平下降，"好"的高密度脂蛋白水平上升，使动脉变得更坚韧。与此同时，美国好几所大学的研究人员对678名患有多囊卵巢综合征的女性进行了跟踪调查，调查发现，服用二甲双胍和促进排卵的生育药——氯米芬的女性有助于受孕。

罗格列酮有助于生育

斯坦福大学最近对42名患有多囊卵巢综合征的女性进行了一项研究。在怀孕12周的女性中，一半的女性服用治疗糖尿病的药物罗格列酮，胰岛素抵抗和胰岛素水平有所下降。

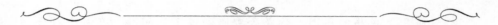

减轻多囊卵巢综合征症状的计划

如果你患有多囊卵巢综合征，你可能不需要减肥。40%~50%患有多囊卵巢综合征的女性都能将体重保持在正常的范围内。但是如果你体重超重，减掉5%~10%的体重可以降低胰岛素抵抗和雄性激素水平，从而改善月经规律和皮肤的外观。事实上，一些女性在减少热量的摄入量一段时间后，情况会有所改善。

对于患有多囊卵巢综合征的女性来说，减轻体重可能很困难，可能是因为高胰岛素水平会促进脂肪的存储、抑制体内脂肪燃烧。在许多治疗多囊卵巢综合征的诊所，营养师都会建议患者进行低糖饮食计划。依赖于健康的脂肪、优质蛋白质和"好"的碳水化合物（水果、蔬菜和全谷类），就像前面提到的高血糖解决方案一样，使血糖降低、保持稳定。研究已经开始显示，低糖饮食可能会通过调节胰岛素水平使身体燃烧更多的脂肪，从而达到使胰岛素抵抗的患者减肥的目的（当然，你还必须遵循低热量饮食，"好"的碳水化合物并不是灵丹妙药！）。撒切尔博士说："虽然对于患有多囊卵巢综合征的女性来说，减轻体重可能有些困难，但研究表明，减轻体重能帮助患者调整变得不敏感的胰岛素。"

专题 风险检查：你患有多囊卵巢综合征吗

通常，只有医生才能确诊你是否患有多囊卵巢综合征。然而，下面来自多囊卵巢综合征协会的测试，可以帮助你确定是否患有多囊卵巢综合征。

第一部分：月经不调

排除服用避孕药的原因，你是否曾遇到过下列问题？在每个符合的项目前打对号。除非另有提示，否则每个项目1分。

□ 每年来月经8次或更少。

□ 连续4个月或更长时间没有来过月经。

□ 经常有不规则间歇性出血的现象。

□ 生育问题。（如果你看过生育专家或接受过生育药物促排卵治疗，记2分）

第二部分：皮肤问题

在每个符合的项目前打对号。除非另有提示，否则每个项目1分。

□ 成人粉刺或严重的青少年痤疮。

□ 脸上或身上的毛发过盛，特别是在上唇、下巴、颈部、胸部和/或腹部。

□ 皮垂。

□ 秃顶或稀疏的头发。

□ 颈部、腹股沟、手臂下或在皮肤褶皱处有黑暗或变色的皮肤。（2分）

第三部分：体重和胰岛素导致的问题

在每个符合的项目前打对号。除非另有提示，否则每个项目一分。

□ 超重或难以维持体重。（如果你超出的体重主要是在腹部，记2分）

☐ 突然不明原因的体重增加。

☐ 颤抖、注意力无法集中、无法控制的饥饿或饭后2小时后情绪波动。

☐ 如果你有2型糖尿病、心脏病或高血压的家族史。（记2分）

第四部分：相关问题

虽然几乎没有进行过研究，但许多患多囊卵巢综合征的女性都经历过以下问题。在每个符合的项目前打对号，每个项目1分。

☐ 偏头痛。

☐ 抑郁和/或焦虑。

☐ 脉搏增快和/或心律不齐。

☐ 怀孕并发症，比如妊娠糖尿病或者羊水过多。

得分	
0～4分	虽然有多囊卵巢综合征的迹象，但不是多囊卵巢综合征
5～9分	如果你担心你的健康，而分数在这个范围内，你可能想要跟你的医生谈谈患有多囊卵巢综合征以及其他疾病的可能性
10～14分	得分在这个范围内的大多数女性被诊断为多囊卵巢综合征。跟你的医生谈谈你患有多囊卵巢综合征的可能性
15～20分	得分这么高，必须马上向医生咨询多囊卵巢综合征或其他内分泌疾病的相关事宜

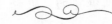 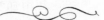

专题　高血糖的幸存者：珍妮·斯科特

"只是2个月的时间！"珍妮·斯科特笑着回忆，她的女儿艾娃已经4个月大了，"我和我丈夫花了一年时间尝试怀孕，却没有成功。后来我参与了一项研究，结果2个月后就怀孕了。我真是太幸运了。"

斯科特的女儿艾娃出生时，她已经快三十岁了。斯科特是在全国范围内对678名患有多囊卵巢综合征的女性进行的研究中，第一个成功怀孕的。 该研究的目标是：成功受孕，还有多囊卵巢综合征（在美国发展最快的导致不孕的问题）和代谢综合征之间可能存在的关系的新见解。

研究人员仍在研究数据，以确定在三种用来治疗多囊卵巢综合征导致的不孕症的实验策略中，其中一种用来促进排卵的药物——氯米芬，或另一种治疗糖尿病的药物——二甲双胍，或者这两种药物是如何共同作用，使研究中的女性成功受孕并生下健康的宝宝。

对斯科特来说，被诊断为多囊卵巢综合征是一个意外：她没有多囊卵巢综合征的常见症状，如体重增加、痤疮或多余的毛发生长问题。经过一年的受孕困难后，测试结果显示她有卵巢囊肿，这是多囊卵巢综合征的迹象之一，但不是全部患有多囊卵巢综合征的女性都符合这个条件。(一些卵巢囊肿的女性没有多囊卵巢综合征，而且新的研究表明，没有卵巢囊肿的女性也可能患有多囊卵巢综合征。)

斯科特说，参与这项研究需要经常进行血液测试。一次血液测试显示她已经怀孕2周，从那时起，她就终止了药物治疗。她非常喜欢她的小宝贝，她说："她的头发和她父亲的一样，是棕色的。她的眼睛和我的一样，是蓝色的。"

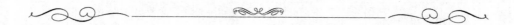

食用血糖指数低的正餐和零食可以帮助你避免血糖猛增。血糖猛增会促使胰腺释放大量的胰岛素。研究人员认为，保持胰岛素水平低，可能会降低你体内的睾酮激素水平。澳大利亚悉尼大学的血糖生成指数研究人员甚至认为，遵循低血糖指数饮食可以降低胰岛素水平和睾酮水平，这足以缓解和多囊卵巢综合征相关的代谢问题，包括月经周期不规律、疲劳、体表毛发过多、痤疮和情绪波动等。

第二十四章

妊娠糖尿病
——对婴儿和孕妇都有危险

在子宫内，逐渐长大的婴儿需要越来越多的能量才能健康成长和发育。在这背后，一个"安静的伙伴"要确保她能得到足够的能量：虽然看不见、也感觉不到，但怀孕本身会安静地重新设定你的血糖控制系统，为快速发育的孩子提供额外的能量。

这一过程是优雅的、古老的、不可阻挡的。胎盘分泌的激素使你对胰岛素的敏感性降低（这一过程会在分娩时停止）。胰岛素抵抗会使你的血糖上升，为宝宝提供额外的能量进行生长。

但至少对6%的孕妇来说，这种产前"婴儿食谱"会出问题。血糖上升过高会导致妊娠糖尿病。这会对孕妇和婴儿都造成威胁，增加了孕妇早产、难产、剖宫产、尿路感染、危险的妊娠高血压（称为子痫前期）、怀孕后患2型糖尿病的风险。对婴儿来说，妊娠期糖尿病会增加婴儿出生时体重过重的概率，分娩时的损伤，血糖过低造成的危险，以及患有黄疸，出生后呼吸困难等症状。

旧金山加州大学妇产科和生殖教授、高危妊娠专家、医学博士拉塞尔·拉尔斯说："重要的是尽可能在怀孕的早期发现和治疗妊娠糖尿病"。

同样重要的是，在怀孕之前，尽一切可能降低你可能患有妊娠糖尿病的风险。一些风险因素不在你的控制范围之内，包括你的年龄（超过25岁）、种族（拉美裔、非洲裔美国人、美洲原住民或太平洋岛民）和遗传因素（有2型糖尿病家族史）。然而，越来越多的研究表明，在受孕前控制下面三个因素：健康饮食、合理运动和控制体重，可以大大降低在怀孕期间患糖尿病的概率。

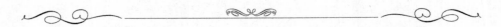

专题 **风险检查：你以后会不会患有妊娠糖尿病**

回答下面的问题以确定你患有妊娠糖尿病的概率。

1. 你是否是高风险族群的成员（拉美裔、非洲裔美国人、美洲原住民或太平洋岛民）？

□ 是　　　　　　□ 否

2. 你超重或肥胖吗？

□ 是　　　　　　□ 否

3. 你是否有糖尿病家族史？

□ 是　　　　　　□ 否

4. 你超过25岁了吗？

□ 是　　　　　　□ 否

5. 你过去在怀孕期间有妊娠糖尿病史吗？

□ 是　　　　　　□ 否

6. 你上次怀孕时是否有胎死腹中或婴儿过大?

□ 是　　　　　　　□ 否

7. 你有糖耐量异常史吗?

□ 是　　　　　　　□ 否

得分:

● 如果你对以上问题的答案有两个或两个以上是"是",那么你患有妊娠糖尿病的风险很高。

● 如果你对以上问题的答案只有一个"是",你患有妊娠糖尿病的风险一般。

● 如果你对以上所有问题的回答都是"否",那么你患妊娠糖尿病的风险很低。

掌控你和宝宝的健康

肥胖、缺乏运动、高脂肪和高糖饮食会减弱你的身体对胰岛素的反应。胰岛素是护送血糖进入细胞的激素。如果你没有怀孕,这种胰岛素抵抗可以持续下去不被发现,多年以后可能也不会发展成真的糖尿病。

但是怀孕改变了所有的规则。突然,你的身体开始在臀部和躯干中存储新的"妈妈脂肪"。同时,你的胎盘向血液中注入各种激素,包括人类胎盘催乳素、孕激素、瘦素和肿瘤坏死因子α,降低身体对胰岛素的敏感性。如果你在怀孕时已经胰岛素抵抗,这些变化会使你的血糖水平上升到糖尿病的危险水平。

孕前超重是导致妊娠糖尿病风险的重要因素。如果你很瘦,患有妊娠糖尿病的概率大约是3%;如果你超重,患有妊娠糖尿病的概率会达到

307

6%。哈佛大学公共卫生学院的研究人员认为，肥胖的孕妇患妊娠糖尿病的风险比正常人高出3～4倍。这是他们连续5年跟踪14 613名孕妇健康研究的一部分，这一研究具有里程碑意义。

超重还可以决定你的妊娠期糖尿病的危险程度。在对624名患有妊娠糖尿病的加拿大女性进行的研究中，那些怀孕前体重超重的人剖宫产的概率是正常人的三倍，子痫前期的概率是正常人的四倍。

与此同时，超重将越来越多的女性置于妊娠糖尿病的风险之中。当在纽约布法罗大学的研究人员回顾1999年～2003年怀孕的79 000名女性的健康记录时发现，5年来，怀孕时超重的女性患妊娠糖尿病的风险增长了11%，肥胖的女性患妊娠糖尿病的风险增长了8%。

哈佛大学医学院妇产科主任、医学博士约翰说："肥胖患者怀孕后会增大患妊娠糖尿病、妊娠相关高血压、子痫前期、新生儿死亡和分娩并发症的风险。"

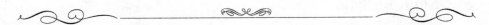

专题 为什么要等待? 为降低血糖应尽早测试

新的研究表明，在怀孕16周时（比通常早2个月），而不是标准的24～28周时进行妊娠糖尿病测试，可以大幅度减少并发症。

妇产科医生一直认为，只有在怀孕24周或以后进行常规血糖测试才会准确检测出糖尿病。杜克大学的研究人员筛选出255名患有妊娠糖尿病的女性患者，在她们怀孕16周时进行了血糖测试，然后在她们怀孕24周再次进行了测试，他们发现早期测试的准确率为99.4%。杜克大学医学中心临床副教授、医学博士杰拉德·纳胡姆说："在怀孕16周时进行测试能更好地预测妊娠糖尿病。早期测试比晚期测试要更敏感，可以让我们更多地关注那些具有妊娠糖尿病风险的孕妇。这也是一个更实际的筛选技术，因为在怀孕早期提取的用于其他测试的血液样本也可以用于测试妊娠糖尿病。"

西班牙研究人员在对235名早期诊断出妊娠糖尿病的孕妇和对189名在怀孕6个月（24～28周之间）时被诊断出妊娠糖尿病的孕妇进行跟踪调查后发现，早期测试可以使妊娠糖尿病所导致的早产数量减半。

妊娠期糖尿病的检测：一个简单的口服葡萄糖耐量测试。测试前需空腹8～12小时，然后进行空腹血糖检查。接下来，喝下含有100克葡萄糖的含糖饮料，在接下来的3个小时，分别进行血糖测试。 如果你的检测结果符合下面两个结果，你已经患有妊娠糖尿病：空腹血糖超过95 毫克/分升；喝含糖饮料1小时后，血糖超过180毫克/分升；喝含糖饮料2小时后，血糖超过155毫克/分升；喝含糖饮料3小时后，血糖超过140毫克/分升。

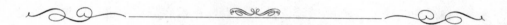

血糖对孕妇和婴儿的危害

妊娠期糖尿病对女性怀孕期间健康方式的威胁如下：

● 将患子痫前期的风险增加了一倍。纽约哥伦比亚大学圣卢克——罗斯福医院产科中心的产科医生追踪了1 664名患有妊娠糖尿病的女性记录，他们发现每10名女性中，就有1名患有子痫前期。妊娠引起的高血压可导致准妈妈们致命的癫痫发作、早产、婴儿出生时体重轻、甚至死胎。

● 将剖宫产的可能性提高了一倍。联邦政府卫生保健研究和质量机构调查显示，与17%没有妊娠糖尿病的女性相比，多达30%的患有妊娠糖尿病的女性在分娩时进行了剖宫产。

● 将意外早产的风险提高了42%。加利福尼亚州奥克兰凯萨医疗机构健康系统的研究人员检查了46 230名女性的分娩记录和血糖水平后，发现了妊娠糖尿病会导致早产。

●几乎导致你会发展成成熟的2型糖尿病。芬兰赫尔辛基大学医院的研究人员指出，约10%患有妊娠糖尿病的女性在分娩后一年左右，发展为成熟糖尿病。70%患有妊娠糖尿病的女性在分娩后十年内，发展为成熟糖尿病。28年后，92%患有妊娠糖尿病的女性在分娩后会患有糖尿病。

对婴儿来说，风险包括：

●出生时体重过重——高达9磅（约4千克）或更重。这可能导致婴儿锁骨骨折或颈部神经损伤。

●出生后血糖过低。在子宫里，宝宝的胰腺大量分泌额外的胰岛素来控制来自你身体的额外血糖。出生后，当你的宝宝不再收到你的血糖，额外的胰岛素使他的血糖降低，这足以导致癫痫和神经系统的损伤。

●两到六倍的早产的风险，新生儿需要在重症监护室进行监护。多伦多大学的研究人员跟踪了624名有血糖问题的孕妇分娩的婴儿后发现，她们的婴儿还会有黄疸和呼吸问题。

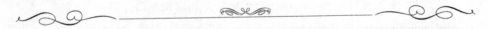

专题 如果你已经患有2型糖尿病

美国糖尿病协会建议，患有1型和2型糖尿病的女性在准备怀孕前的3到6个月应严格控制血糖。为什么呢？因为在怀孕初期的几周或几个月（婴儿的器官开始形成的时候），高血糖的孕妇生下有缺陷的婴儿的风险是正常孕妇的2～5倍。波士顿乔斯林糖尿病中心的一项新研究有助于解释这种风险：在刚开始怀孕的几周（可能在你知道自己怀孕之前），过量的糖会剥夺胚胎发育所需的氧气。

乔斯林研究中心发育和干细胞生物学分部的科学家、哈佛大学医学院的医学副教授、首席研究员玛丽·洛肯博士认为，低氧通过触发生产破坏细胞的自由基，可能会导致胚胎停止发育。她说："高血糖和低氧可能创建一种环境，在这种环境中，神经管和心脏发育所需要的基因没被激活。"

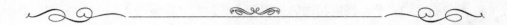

防止妊娠糖尿病的有效解决方案

如果你正计划怀孕，下面会教你如何在妊娠糖尿病开始之前打败它。（注意：如果你已经怀孕了，去看医生。这里提出的血糖解决方案不能满足孕妇对特殊营养和热量的需求）

1. 低糖饮食，降低胰岛素抵抗

食用可以保持血糖低、稳定的食物，如：燕麦片、大麦、全麦面包，不要食用速溶燕麦片、白米饭和白面包。明尼苏达大学一项对39名超重的、年龄在18至40岁之间的男性和女性进行的研究表明，和低脂饮食相比，高脂饮食会将胰岛素敏感性提高一倍。他们的食物选择和菜单计划与前面提到的高血糖解决方案中的饮食计划十分相似：用大量的新鲜农产品、全谷类和良好的脂肪（甚至甜点）来取代精制的碳水化合物和饱和脂肪酸。

2. 系紧你的运动鞋，推出你的自行车

运动可以调节身体的胰岛素敏感性。西雅图瑞典医疗中心的研究人员对909名女性进行的一项研究表明，怀孕前每周进行4小时的运动可以使患妊娠糖尿病的风险降低76%。

已经怀孕了？向你的医生咨询最适合你的比较舒缓的锻炼方式。布法罗大学的研究人员在跟踪调查12 799名孕妇后发现，每周进行任意数量、任何类型运动的超重女性患妊娠糖尿病的风险会降低50%。

怀孕期间进行运动要确保安全。首先，和医生共同确定这种运动适合你。每次运动不超过45分钟，这样你的体温可以保持在安全水平内。在运动之前、期间和之后少喝一点水。考虑舒缓的运动，不能进行长跑，因为这不是提高你健康程度的合理运动。在购物中心闲逛半个小时，在家附近散步，每周慢速游泳半小时可能是你需要的。

3. 让自己放松

保证睡眠充足，并且花时间寻求宁静。大量的研究发现，充分休息会降低胰岛素抵抗和患糖尿病的风险。摆脱压力甚至更加有效：压力激素会释放额外的血糖，促使你食用大量垃圾食品，并把多余的热量转化成脂肪（导致胰岛素抵抗的危险因素之一）存储在你的上腹部。

现在开始学习释放压力的原因：研究者发现孕妇生产前的压力水平和她孩子以后的健康状况之间有很大的联系。英国布里斯托尔大学的研究人员在对74名十多岁的少年进行的一项研究发现，唾液样本中皮质醇水平最高的孩子的妈妈在怀孕晚期一直特别焦虑。

4. 戒烟

吸烟对你的健康有害，也对宝宝的健康有害，它会使你患妊娠糖尿病的风险增加50%。

5. 在分娩后的6～12周安排一次空腹血糖检查

一旦你患有妊娠糖尿病，在以后的日子里发展成2型糖尿病的风险会很高(因为你在后续怀孕期间也可能患妊娠糖尿病)。你的医生应该在你分娩3个月内，安排你进行一次血糖测试，然后每年复查以及时发现是否患有糖尿病。

降低准妈妈们血糖高的有效解决方案

如果你在怀孕前患有2型糖尿病，或怀孕期间患上妊娠糖尿病，下面这些来自专家的提示可以帮助你控制血糖，降低并发症的风险。

1. 购买一个血糖仪，进行检测、检测、再检测

和患有2型糖尿病的病人一样，患有妊娠糖尿病的女性必须经常测试血糖，通常在早上醒来时、饭前和饭后的1～2小时进行测试，以确保血糖数值在对孕妇和婴儿都安全的范围之内。你的医生会告诉你合适的血糖数值应该是多少。一般来说，患有妊娠糖尿病的女性的血糖数值是：

●早上醒来时，每分升血液里的葡萄糖低于105毫克。

●饭后一小时，每分升血液里的葡萄糖低于155毫克。

●饭后2小时，每分升血液里的葡萄糖低于130毫克。

坚持写一份血糖日志，在日志中你可以写下测试结果、记下你的饮食、运动和任何你经历过的可能会影响你的血糖水平的不寻常的压力。

2. 准备好进行胰岛素治疗

多达39%的患有妊娠糖尿病的女性需要注射胰岛素来帮助其控制孕期高血糖。胰岛素安全、有效，不会穿过胎盘到达宝宝的体内。与此同时，研究表明，一种称为磺酰脲类的用于糖尿病治疗的药物可能也会有效，它是一种口服药片，不用注射，但还需要更多的研究。

313

⊹第二十五章⊹

儿童罹患糖尿病
——处于危险中的儿童

一个七年级的学生突然变得喜怒无常，在课堂上他总是昏昏欲睡。他通常每科成绩都拿A，但现在他的成绩却在下滑。他体重超重、手臂下的皮肤有奇怪的褐色斑点。对他诊断结果为：患有2型糖尿病。

一个4岁的女孩，身高42英寸（约1.1米），体重92磅（约41.7千克）。相对于标准的儿童身高和体重来说，她太高、也太重了。因为她是早产儿，忧虑的父母每日都为她准备过量的早餐、午餐和晚餐，希望她能快快成长、身体健康。但他们的这一助长计划出了问题。对她的诊断结果为：患有2型糖尿病。她的血糖和胰岛素水平是正常同龄儿童的两倍。

在美国乃至全世界，每日都有一些儿童和青少年的父母从他们的儿科医生和家庭医生那里听到惊人的消息——你的孩子患有2型糖尿病。这些孩子的共同特点是：体重超重、不喜欢运动。糖尿病曾经是只有成人罹患的疾病，现在却给儿童带来了威胁。1994年以来，被诊断为2型糖尿病的儿童数量增加了6～10倍。现在，儿科医生开始在儿童身上发现令人担忧的糖尿病并发症——高血糖导致的青少年视网膜损伤。一个11岁的女孩被检查出高血糖所导致的相关问题，如高血压、高胆固醇甚至影响生育的早期迹象，包括月经不调和排卵问题。

"当一个成年人患有2型糖尿病时，可能需要10～20年时间才会产生严重的并发症，如心脏病、脑卒中（中风）和失明。但是现在，越来越多的人在三十多岁、二十多岁甚至青少年时期就罹患糖尿病，我们在越来越年轻的人身上发现这些并发症。"波士顿乔斯林糖尿病中心主任、医学博士罗奈德·凯恩说道，"世界各地越来越多的年轻人患有2型糖尿病，这一现象令人吃惊。我非常担心，在大约15年或20年后，我们将面临一个糖尿病流行、其并发症充斥的社会，这对卫生保健系统、对政府乃至全人类都将是沉重的负担。"

苏打水、薯条和视频游戏的充斥

直到十年前，几乎所有患糖尿病的孩子都是1型糖尿病——由于免疫系统破坏胰腺中产生胰岛素的细胞，而导致血糖猛增的遗传性疾病。2型糖尿病被称为成人型糖尿病，因为几乎所有患2型糖尿病的人都在30岁以上——大多数患者年龄要更大一些。美国糖尿病协会前主席、洛杉矶儿童医院糖尿病专家、医学博士弗朗辛·考夫曼说："十年前，我们可能每年会发现一个或两个孩子患有2型糖尿病。但现在，在儿童医院和儿科诊所里，46%新的糖尿病病例属于2型糖尿病。有些孩子才4岁，就得了糖尿病。"

对未来的冲击。最近，疾病控制和预防中心预测，2001年出生的孩子中，有1/3会在以后的生活中患上2型糖尿病。非洲裔美国人、西班牙裔、亚裔和印第安人的孩子中，接近1/2会在以后的生活中患上2型糖尿病。疾病控制中心、糖尿病流行病部门的文卡特·纳瑞安说："事实上，我们已经获悉了糖尿病的流行范围之广，但其中潜藏的风险是令人震惊的。"

与此同时，北卡罗来纳大学教堂山分校进行的研究显示，8个上小学的孩子中，有1个可能患有代谢综合征，这是糖尿病的先兆。在研究人员对3 203个孩子进行的研究中，42%的孩子"好"的高密度脂蛋白胆固醇水平低（代谢综合征的一个特征），9%的孩子甘油三酯水平高（代谢综合征的另一个特征），16%的孩子胰岛素水平高，近8%的孩子血压高，5%的孩子已经患有糖尿病前期，血糖已经悄悄向糖尿病水平发展。

令人担忧的超重

糖尿病流行的罪魁祸首不是入侵的病毒，也不是邪恶的细菌，因而没有办法用注射疫苗来预防或用一些急救药来治疗。2型糖尿病是一种因生活方式不健康而导致的疾病———一种体内脂肪含量过高的疾病。由于看了太多电视、活动太少、食用太多高热量的垃圾食品所导致的血糖升高和腹部脂肪堆积。糖尿病的流行反映出肥胖儿童数量的急剧增长。肥胖使美国30%的孩子体重超重，还有另外15%的孩子过胖。

位于华盛顿特区的国家糖尿病、消化和肾脏疾病研究所的内分泌学家、医学博士朱迪思·弗拉德肯因说："至少80%患有2型糖尿病的孩子体重超重。"当一些孩子因为遗传患有2型糖尿病的倾向时，超重和缺乏运动把他们推向了糖尿病的边缘。

"人们过去认为脂肪只是用来存储多余的热量的一个地方，"弗拉德肯因说，"但事实证明，脂肪组织具有生物活性，可以产生激素，对输送到身体其他部位的分子发出信号，告诉它们抵抗胰岛素的作用。"

营养研究者把部分责任归咎于孩子们饮用了大量的加糖饮料——很多孩子可以轻易地从放置在学校餐厅的自动售卖机里买到加糖饮料。最近一项研究表明,体重超重的孩子饮用的含糖饮料最多,尤其是甜饮料。他们的身体显示出产生胰岛素的β细胞功能下降的迹象,而这是2型糖尿病的前兆。这一研究结果令人瞠目。

还有哪些原因?现在,孩子们进行的运动比以往任何时候都少。相反,他们现在每日大约用6.5小时左右的时间看电视、看电脑或玩视频游戏。为了每日挤出更多的教学时间,现在许多小学不再有午休时间。美国疾病控制和预防中心的调查显示,现在只有1/3的初中学校开设体育课。1969年的时候,家住在离学校1英里(约1.6千米)远的孩子中,有近一半的孩子步行或骑车去上学。现在,不到16%的孩子步行或骑车去上学,其余的乘坐公共汽车或私家车。有些父母甚至开车把孩子送到离家很近的汽车站。

致命的遗传性疾病

患有2型糖尿病的孩子们面临着一般情况下成年人才会有的并发症。加拿大研究人员对51名年龄在18~33岁的印第安糖尿病患者进行了调查,这些糖尿病患者在17岁之前就已经发展成为2型糖尿病。他们发现,其中有3人因肾功能衰竭在进行透析,1人在26岁时失明,1人进行了脚趾截肢,2人死于心脏病,37.5%的孕妇最终流产或胎死腹中。

"我们最担心的事终于发生了。"医学博士大卫·路德维格说。路德维格是波士顿儿童医院的一个项目主任,这个项目对患糖尿病前期的孩子进行最佳生活体重的研究。他还说:"我们已经得到了第一组报告,报告中的患者都是在青少年时期被诊断为糖尿病,目前已经有10年的糖尿病史。他们现在大多二十八九岁，肾功能已经开始衰竭，有的需要截肢。他们正以高于预期的速度走向死亡。"

糖尿病也许是最严重和被人们忽视程度最高的危险疾病。由于血糖和胰岛素水平高，现在二十多岁的糖尿病患者就患有如高血压、高胆固醇、动脉堵塞等心血管疾病，这些曾经是年纪更大、因肥胖而身体变形的糖尿病患者才患有的疾病。这些心血管疾病会提高患者早期心脏病发作和脑卒中（中风）的风险。路德维格博士说："这种现象前所未见，即将给很多人带来灾难。"

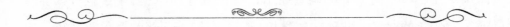

专题 风险检查：你的孩子是否有患2型糖尿病的风险

如果你的孩子体重超重，安排一次血糖测试（要求空腹进行血糖测试）。符合下面提到的两个或更多的糖尿病风险因素，从10岁开始每2年让孩子进行一次血糖测试。如果你的孩子在10岁以下，请咨询你的医生。

● 直系亲属有2型糖尿病的家族史。

● 高危种族或民族的成员：印第安人、非洲裔美国人、拉丁裔、亚裔美国人、南太平洋岛民。

● 胰岛素抵抗的迹象或与胰岛素抵抗有关的症状，如黑棘皮症、高血压、高胆固醇、高甘油三酯或多囊卵巢综合征。

如果你发现你的孩子有下列征兆，而且体重超重，带他去看医生，他可能已经患有2型糖尿病。

● 尿频。

● 过度口渴。

● 极度饥饿。

● 不明原因的体重减轻。

● 容易疲劳。

● 易怒。

● 视觉模糊。

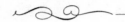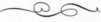

预防2型糖尿病的家庭计划

不让你的孩子患上2型糖尿病是我们这个计划的底线。这个计划至少可以预防或推迟可能患有成人糖尿病患者的患病时间。只要一个家庭能够遵循健康饮食和合理运动，它就会起作用。路德维格博士指出："在我们治疗肥胖项目中表现最好的孩子们，他们的父母不仅仅支持他们，同时也参与相同的健康生活方式计划。"

为了帮助你的孩子预防2型糖尿病，你应该采取如下措施：

措施1：健康饮食

最佳生活体重诊疗所的营养团队负责人詹·汉根建议，饮食应该以水果、蔬菜、全谷物、优质蛋白质、富含Ω-3的鱼类脂肪（如野生鲑鱼）、低脂乳制品和适量来自橄榄油和芸苔的有益心脏健康的不饱和脂肪酸（你可以使用本书的膳食计划和食谱）为主。

多喝低脂牛奶，少喝汽水。哈佛医学院的研究人员发现，喝乳制品最多的、体重超重的年轻人比喝乳制品最少的、体重超重的年轻人患代谢综合征的概率低66%。争取每日喝2～3份的牛奶、酸奶或吃低脂奶酪。

康奈尔大学的营养学家警告家长们，正是汽水、果汁和其他含糖饮料使你们的孩子变胖。他们最近对30个年龄在6～13岁的孩子进行了为期2个月的跟踪调查，发现那些每日喝超过16盎司（约454克）含糖饮料的孩子体重平均增加了21.5磅（约10千克）。这是因为孩子们没有通过减少饮食来抵消含糖饮料带来的额外热量。

尽可能在家里吃晚餐。在自己的厨房里准备的晚餐通常含有更少的脂肪和更少的热量，你还可以更好地控制饮食的分量。重新考虑一下快餐。明尼苏达大学对3 031名年轻人进行了15年的跟踪调查，调查发现，和每周平均吃不到一次外卖晚餐的人相比，那些每周吃两次或两次以上快餐的人体重比其他人重10磅（约4.5千克），患胰岛素抵抗的概率是其他人的两倍。当你去餐厅吃饭时，让餐厅只给你的孩子上一半的晚餐，剩下的一半打包拿回家，因为餐厅中给儿童提供的晚餐可能会过量。

措施2：适当运动

美国疾病控制和预防中心建议，在一周的大部分时间里，每个孩子每日应至少进行一个小时的舒缓的或剧烈的运动。你也应该按上述建议进行运动。为什么不和你的孩子一起运动起来呢？以家庭为单位进行运动是最有效、最有趣的，它可以确保你和你的孩子获得保持身体健康所需的运动。

去高尔夫练习场打球，去社区游泳池游泳，去练习迷你高尔夫，学习轮滑或者只是去散散步。这样做，你不仅仅是改善身体、养成良好的习惯，同时也是在向你的孩子显示，生活中最好的东西并不存在于电视屏幕或薯条里。

每日把看电视的时间限制在最多1~2小时。孩子们不仅在看电视时一动不动（比他们看书或者玩游戏时燃烧的热量还少），而且他们还得观看没完没了的垃圾食品广告。

相反，为你的孩子制订放学后的玩耍时间。雨天提前为孩子准备了大量的室内运动，如跳绳、跳格子、打迷你篮球、摇呼啦圈和放些孩子会随之起舞的音乐。还可以使锻炼身体成为一种社交手段，为小学生设置玩耍的活动日程。12岁或12岁以上的孩子可能更喜欢有组织的运动或团队运动，这样他们可以和朋友们变得活跃起来。

措施3：奖励

"孩子们养成了健康的习惯，父母应该予以奖励，但不能因为减肥而予以奖励。父母们常犯的最大的错误就是给孩子们一些与食品相关的奖励以换取减肥，"汉根说，"达到健康的体重不是一蹴而就的，这需要一个过程——这个过程需要很长时间，需要永久地改变一些生活方式。"

下次你的孩子在晚餐后向你索要糖果来作为他在晚餐时所吃的豌豆和胡萝卜的奖励时，尽量把你自己作为奖励送给他。可以和孩子一起表演木偶戏，可以用方块建造一个了不起的城堡，可以开化装舞会——只要是你的孩子会喜欢的活动就可以。汉根说："我们都没有太多的空余时间，但时间却是世界上最宝贵的。"

父母为孩子的成功欢呼，让孩子知道偶尔搞砸了也没有关系确是有帮助的。汉根说："每当涉及自尊问题——关于体重或健康问题，孩子的内心深处潜藏着内疚和羞愧。你需要帮助孩子摆脱他们的忧虑，让他觉得自己可以改变。"她说："幽默和同情心是关键。毕竟，他们还是孩子。"

偶尔可以和孩子一起去巧克力吧，吃一块巧克力或冰淇淋，或花一个晚上一起在沙发上看《哈利·波特》。

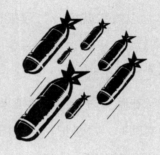